ma ☑

TO-DO LIST

minceur

REMERCIEMENTS

à Janie Berger, pour ses idées de recettes toujours aussi savoureuses.

AVERTISSEMENT

Les conseils proposés dans ce livre ne remplacent en aucun cas ceux de votre médecin traitant. Avant de vous lancer dans le programme, demandez conseil à un spécialiste. Selon votre poids de départ, votre âge et votre état de santé, certaines contre-indications peuvent apparaître. Discutez-en avec votre médecin.

L'usage des huiles essentielles n'est pas recommandé aux femmes enceintes et aux enfants sans avis médical. Certaines d'entre elles peuvent être allergènes ou photosensibilisantes. Demandez conseil à votre médecin ou à votre pharmacien.

Docteur Arnaud Cocaul et Sioux Berger

ma ☑ TO-DO LIST *minceur*

MARABOUT

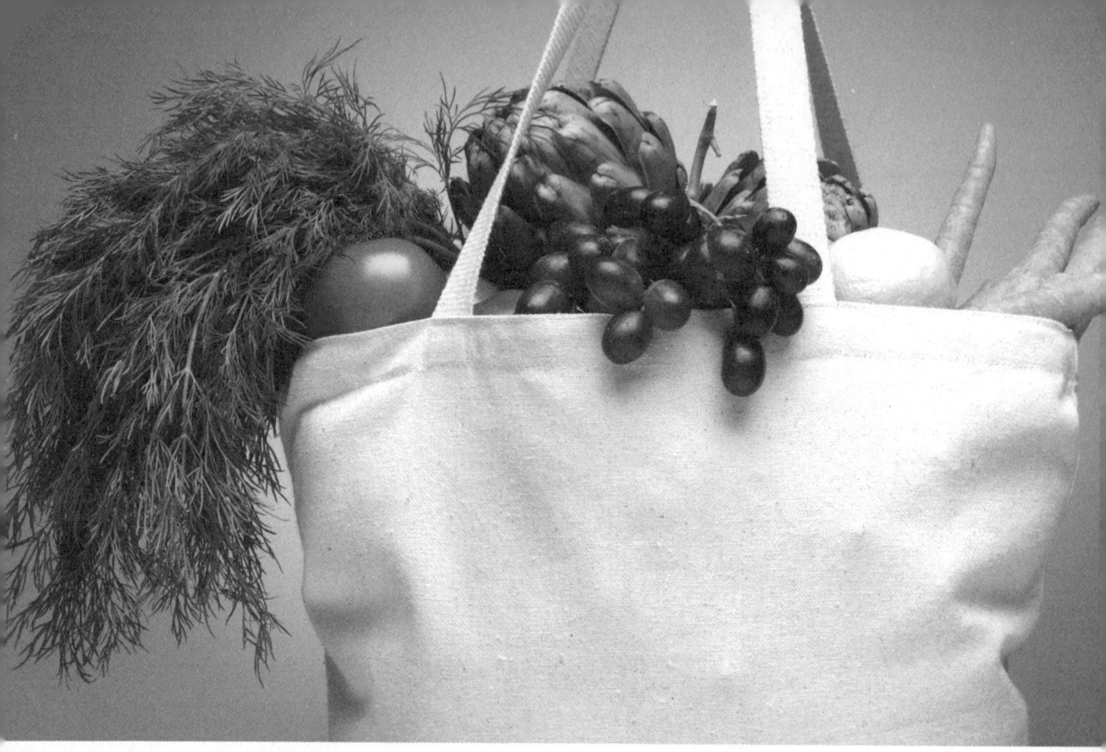

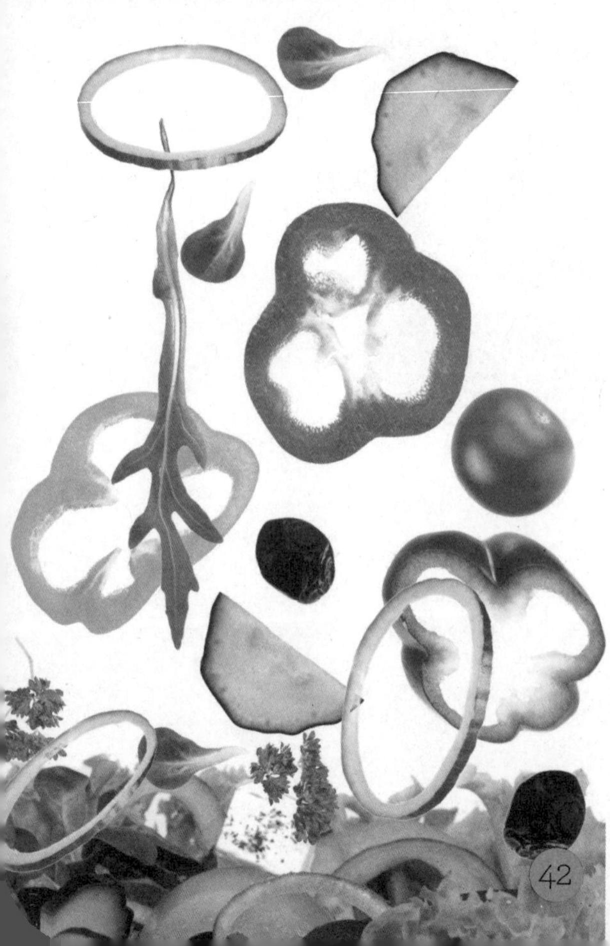

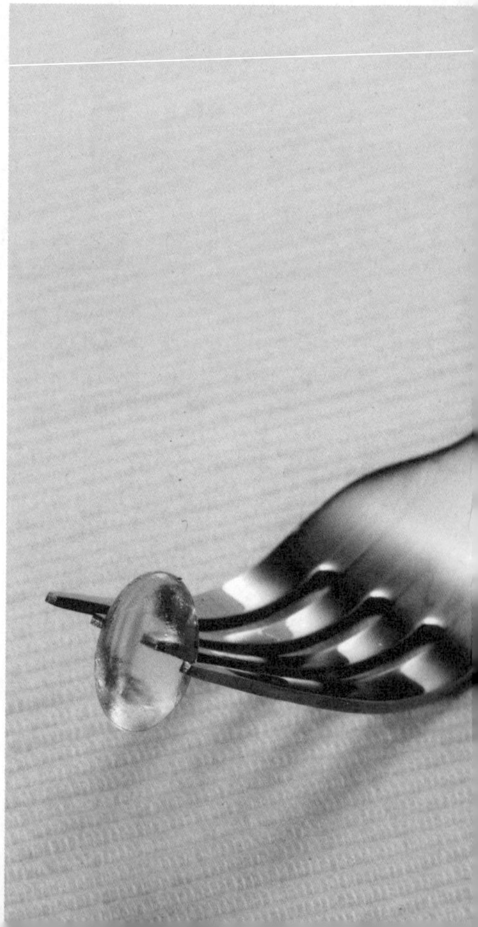

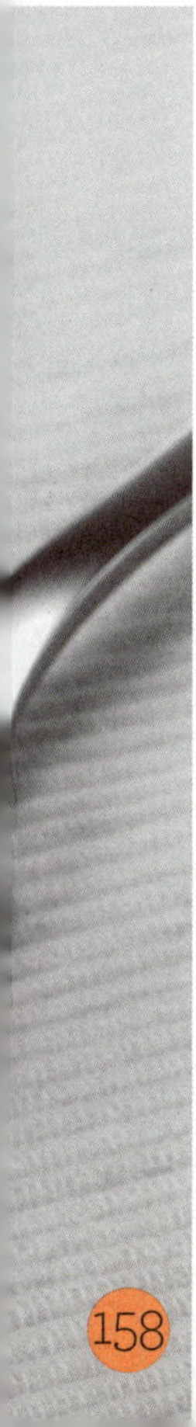

sommaire

page 8 *les grands principes du programme*

page 42 *mon plan d'attaque en 28 jours et 2 phases*

page 158 *mince et bien dans mon corps pour longtemps*

Mincir en mangeant mieux

Les études récentes s'accordent à dire que les régimes déséquilibrés, comme par exemple ceux qui consistent à se bourrer de protéines pour perdre du poids le plus vite possible, sont des leurres à court terme. En effet, la plupart des candidats à ces régimes express reprennent plus de poids qu'ils n'en ont perdu. La raison ? Elle est toute simple : si l'on ne modifie pas son comportement alimentaire en profondeur ainsi que son mode de vie, on regrossit inévitablement. Or nous sommes conditionnés à consommer des produits principalement industrialisés, gras, sucrés, salés, disproportionnés. Et c'est là que le bât blesse.
Il existe pourtant un moyen tout simple de mincir le plus naturellement du monde : en consommant des produits justement naturels. Des légumes et des fruits frais, de saison, des céréales complètes, une juste portion de viande.

Les Anglo-Saxons ont déjà baptisé cette nouvelle mouvance *"green slim"*. Ce n'est pourtant pas une « mouvance », mais une simple question de bon sens. "Green women don't get fat", c'est le constat que font les Anglo-Saxons. Il suffit simplement de retrouver le chemin du naturel. Nous avons oublié la richesse proposée par Dame Nature. On nous dit « céréales », on pense « pâtes ou riz », on nous parle de fruits secs et on visualise les cacahuètes de l'apéritif. Et si on redécouvrait, avant tout pour le plaisir, la richesse des saveurs au naturel ? Millet, avoine, amandes, noisettes, huiles de noix, de colza...

La simplicité en cuisine peut vous aider à mincir durablement et agréablement. Notre programme se fonde sur des aliments bruts, non transformés par l'industrie agroalimentaire. Les recettes sont faciles à préparer, inutile donc d'être un cordon-bleu pour se lancer. Laissez-vous guider pendant 28 jours. Vous pourrez ensuite reprendre le programme des journées à leur début, en alternant semaines légèreté et semaines de stabilisation. Le régime proposé ne présente aucun risque de carence, car aucun aliment naturel n'y est banni. Retrouvez la ligne en douceur en redécouvrant un art de vivre qui n'a rien à voir avec les fast-foods.

test

Ma façon de me nourrir me fait-elle grossir ?

Répondez par vrai ou par faux aux différentes affirmations ci-dessous.

1. Je consomme des plats tout prêts vite réchauffés au micro-ondes un soir sur deux.
❑ Vrai ☒ Faux

2. Il m'arrive fréquemment de sauter un repas : le petit déjeuner ou le déjeuner.
☒ Vrai ❑ Faux

3. J'ai toujours un petit en-cas dans le tiroir de mon bureau.
☒ Vrai ❑ Faux

4. J'adore les sodas, mais je les achète light.
❑ Vrai ☒ Faux

5. À l'heure de l'apéritif, difficile de résister à la coupe de champagne que l'on me tend !
❑ Vrai ☒ Faux

6. Dans mon réfrigérateur, il y a plus de produits préemballés que de produits frais.
☒ Vrai ❑ Faux

7. Dans mes placards, il y a : du pain blanc, des pâtes blanches et du riz blanc.
☒ Vrai ❑ Faux

8. Les yaourts que je préfère sont ceux aux fruits, parfumés ou édulcorés.
☒ Vrai ❑ Faux

9. Je fuis la boulangerie, la seule vue de la vitrine me fait grossir ! Je préfère acheter mon pain en supermarché avec le reste de mes courses.
❑ Vrai ☒ Faux

10. L'huile est à éviter dans le cadre d'un régime, quelle que soit sa qualité !
❑ Vrai ☒ Faux

11. Les légumes secs sont trop riches, j'évite d'en consommer.
☒ Vrai ❑ Faux

12. J'essaie de consommer un maximum de salades, pour garder la ligne.
❑ Vrai ☒ Faux

Réponses du test

Vous avez répondu « vrai » à plus de 5 questions

Redécouvrez les vrais bienfaits de la nature en calant vos courses sur les saisons et en achetant des produits simples et moins coûteux... Avec ce régime, vous allez tenter d'oublier vos vieux réflexes : le poids en yoyo, le plat vite déballé que l'on enfourne dans le micro-ondes et que l'on consomme à la va-vite devant la télé, histoire de se remplir. Et si vous vous faisiez plaisir avec des saveurs nouvelles ? Prenez le temps de mincir en étant à l'écoute de votre corps.

Vous avez répondu « vrai » à moins de 5 questions

Vous semblez avoir une alimentation simple et saine, bravo !

Si vous souhaitez perdre du poids, laissez-vous guider par les 20 grands principes du régime et surtout, n'oubliez pas de noter dans votre carnet alimentaire ce que vous consommez au quotidien : vous allez peut-être découvrir avec cet autodiagnostic la raison pour laquelle vous avez pris du poids.

Les grands principes du programme

10 ☑ ***22 produits essentiels :*** 11 à jeter, 11 à garder

12 ☑ ***10 clés*** pour lire une liste d'ingrédients

14 ☑ ***3 bonnes raisons*** de réduire les quantités

16 ☑ ***5 astuces pour ralentir*** et mâcher plus

18 ☑ ***6 arguments*** en faveur des céréales complètes

20 ☑ ***5 bonnes raisons*** de consommer des légumes

22 ☑ ***5 arguments*** en faveur des huiles vierges

24 ☑ ***5 bonnes raisons*** d'ajouter des fibres au menu

26 ☑ ***10 règles d'or*** pour équilibrer mes repas

28 ☑ ***6 bonnes raisons*** de goûter

30 ☑ ***10 produits essentiels au régime***, à emporter partout

32 ☑ ***14 outils essentiels*** pour cuisiner vite et léger

34 ☑ ***62 aliments*** à conserver dans ma cuisine

36 ☑ ***10 règles d'or*** à respecter pour mener à bien mon régime

38 ☑ ***8 idées reçues*** à balayer

40 ☑ ***10 bonnes résolutions*** pour que mon corps et moi, ce soit pour toujours

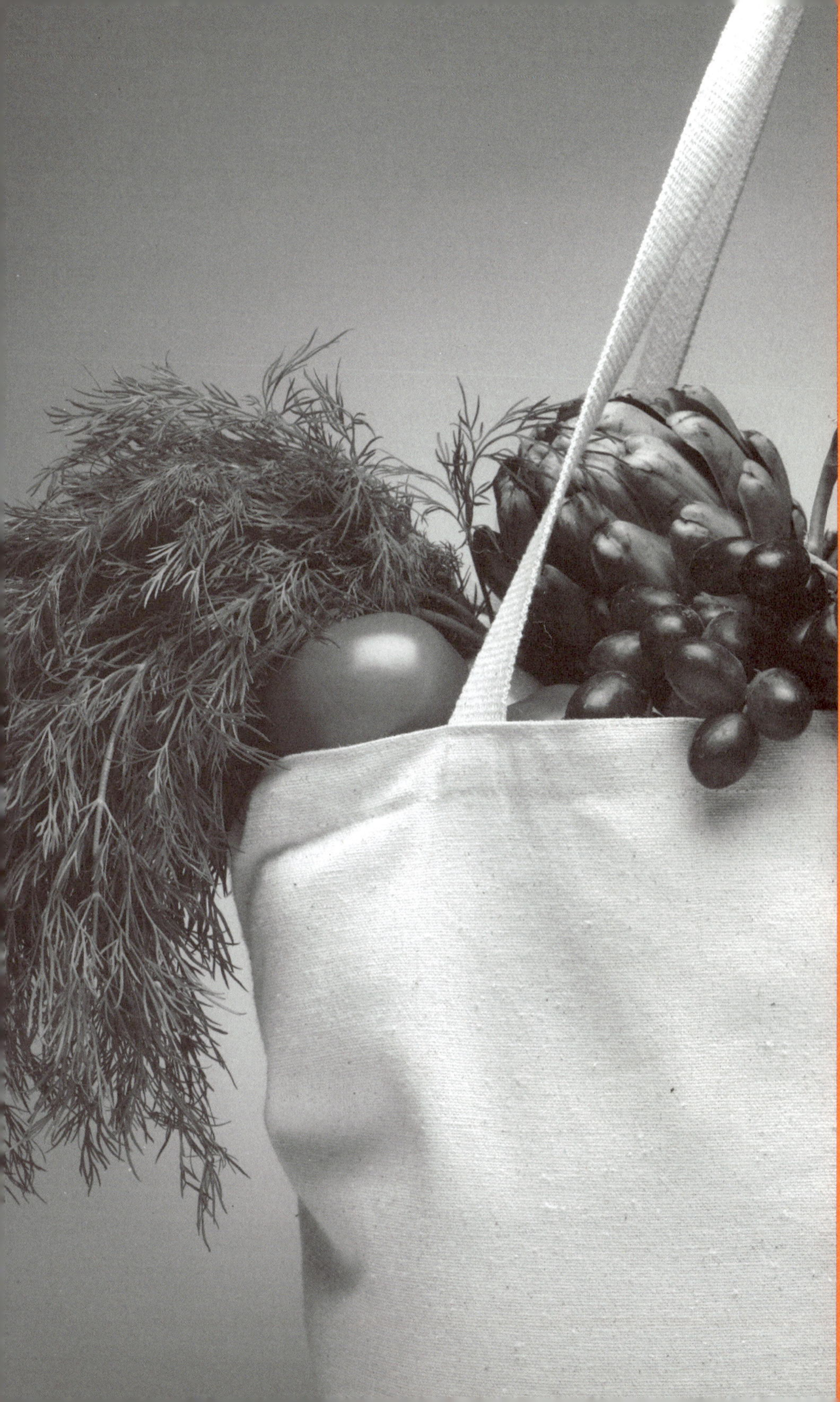

22 produits essentiels :
11 à jeter, 11 à garder

Ouvrez vos placards et sortez vos lunettes : lisez attentivement la liste des ingrédients de l'ensemble des produits qui garnissent vos placards de cuisine. Vous allez avoir des surprises : les sucres et les graisses se cachent toujours là où on ne pensait pas les trouver.

1 Je jette

1 Mon pain industriel et mon pain de mie : je passe à la boulangerie et je congèle une brassée de bon pain frais.

2 Mes soupes toutes prêtes, bourrées de sucre mais aussi de graisses et de sel.

3 Mes sauces en sachet (à différencier des soupes surgelées au naturel).

4 Mes biscuits, même « allégés » : ils sont soit pleins de graisses, soit pleins de sucre. Préférez une bonne tartine de pain-confiture ou une tartine de pain avec du chocolat à croquer, elle vous calera bien plus !

5 Mes yaourts aux fruits et aux édulcorants, mes desserts « tradition » qui n'en ont que le nom, idem ceux façon « grand-mère » avec un petit goût de nostalgie des choses simples.

6 Tous les jus de fruits qui ne sont pas pur jus.

7 Tous les sodas, toutes les eaux aromatisées (vous pouvez garder les eaux avec des zestes de citron ou de menthe, sans calorie).

8 Mes céréales grasses et sucrées. Préférez-leur des flocons d'avoine avec des fruits secs.

9 Mes chewing-gums, bonbons et autres friandises : sur la liste des ingrédients, regardez, tout commence par un E. Quand le mot le plus court que je suis capable de déchiffrer est « trinitométazobuthylmétaxylène », je jette sans remords.

10 Je dis adieu à mes barres chocolatées : y compris celles dont la pub me promet qu'en mangeant du chocolat, j'aurai le ventre plat.

11 Je jette aussi mes plats tout prêts : pas de panique, il est possible de faire simple et rapide, c'est ce qu'on va voir. Promis, vous n'allez pas passer tout votre dimanche matin à éplucher des pommes de terre en tablier à carreaux.

2 Je garde

1 Mes yaourts nature ou mon fromage blanc.

2 Mes légumes surgelés « coupés, prêts à cuisiner ». Ils me permettront de gagner du temps et ne contiennent pas de sucres ni de graisses cachés.

3 Mes compotes de pomme et de fruits.

4 Mes œufs, mon lait.

5 Mon huile d'olive pour ses oméga-9 et mon huile de colza pour ses oméga-3.

6 Le sel de mer avec parcimonie, les herbes, le poivre et les épices. (Lisez bien la liste des ingrédients, car certaines marques, pour le curry par exemple, contiennent du sucre.)

7 Mon sucre roux non raffiné.

8 Mes confitures.

9 Mes jus de fruits frais.

10 Mes fruits.

11 Ma farine, ma Maïzena®.

résolution n° 1

Je trie.

Je fais le tri dans mes placards et je conserve uniquement les aliments dits simples.

10 clés
pour lire une liste d'ingrédients

5 chiffres-clés pour décoder un additif

❶ E100 à E199. *Colorants.*
Pour faire de la fraise rose, de la cerise rouge, des chips couleur carotte...

❷ E200 à E299. *Conservateurs.*
Ils permettent d'éviter la prolifération des bactéries et de prolonger artificiellement la durée de vie d'un produit.

❸ E300... *Antioxydants.*
Ils freinent l'oxydation du produit au contact de l'air...

❹ E400... *Agents de texture, émulsifiants, épaississants...*
Ils donnent du moelleux à moindre coût ; la composition de votre mayonnaise n'a plus rien à voir avec la recette d'antan !

❺ E600... *Exhausteurs de goût.*
Ils apportent de la saveur à ce qui n'en a pas. Aujourd'hui, les chercheurs sont capables de vous vendre un fromage bas de gamme avec un goût « roquefort », ou une mauvaise saucisse remplie de graisse « saveur auvergnate ».

Ne confondez pas la « composition » d'un produit avec la liste des ingrédients. La composition vous renseignera par exemple sur la quantité de protéines ou de glucides, mais en aucun cas sur la recette du fabricant.

1 Ordre des aliments

La législation impose que l'ordre des ingrédients soit rédigé en partant du composant le plus important : par exemple, s'il est écrit « huile, eau », il y a avant tout de l'huile dans le produit que vous achetez. S'il est indiqué « eau, huile », ça change tout : il y a principalement de l'eau !

2 Huile de palme

Il s'agit de l'huile végétale la plus utilisée dans l'agroalimentaire. Outre le fait qu'elle est pointée du doigt par les écologistes car sa culture intensive est en train de détruire la forêt amazonienne, elle est potentiellement nocive à notre santé et à notre ligne en apportant des graisses saturées. L'acide palmitique contenu dans l'huile de palme n'a pas de toxicité propre, c'est l'abus qui est problématique.

3 Huile végétale

Traduisez « huile de palme ou de coprah » (dérivé de la noix de coco). Les industriels profitent du flou dans l'appellation pour cacher l'usage de cette huile, de plus en plus critiquée.

4 Huiles végétales hydrogénées

Considérées comme hautement toxiques aux États-Unis, elles sont en passe d'être interdites. En France, ces graisses hydrogénées ou partiellement hydrogénées, selon un procédé chimique qui les rend solides, sont très répandues car elles sont extrêmement pratiques et peu coûteuses, elles se conservent très bien. Elles sont malheureusement mauvaises pour notre ligne. Les acides gras trans d'origine animale n'ont pas d'effet néfaste pour la santé (on en trouve dans le lait des ruminants).

5 Sirop de sucre inverti

C'est un mélange de glucose et de fructose à très haut pouvoir sucrant (appelé High Fructose Corn Sirup ou HFCS). Sa consommation a fortement augmenté aux États-Unis depuis les années 1970 en parallèle à l'explosion de l'obésité. Certains parlent de lien statistique, mais il s'agit plutôt d'une corrélation, donc la certitude de causalité n'est pas établie. Ainsi, depuis 1998, la consommation de HFCS a diminué aux États-Unis, mais l'obésité continue d'y flamber. Ce sirop ne stimulerait pas l'appétit, quoi qu'on en dise.

6 Sirop de glucose

C'est un sucre très vite assimilé par l'organisme. Par conséquent, dès que la digestion (rapide) est achevée, notre corps en redemande...

7 Amidon transformé de maïs

Il s'agit de la transformation de l'amidon de maïs en... sucre.

8 E102, E104...

Les additifs sont des substances chimiques ou naturelles qui servent à conserver un produit, rehausser artificiellement le goût d'un aliment, donner de l'onctuosité ou de la couleur. Utilisés à faible dose, ils sont censés être inoffensifs, mais ils sont malheureusement présents dans la plupart des aliments que nous consommons, et les chercheurs établissent peu à peu un lien entre notre santé et certaines molécules : des additifs perturbent la production de nos hormones, d'autres sont cancérigènes... En les évitant, on a tout bon !

9 Antioxygène

C'est un conservateur.

10 Émulsifiant

C'est un produit qui permet de donner du moelleux à un aliment, souvent moins cher qu'un ingrédient plus naturel.

résolution n° 2

Je sais décoder une liste d'ingrédients.

Je suis capable de lire la liste des ingrédients de tous les aliments qui figurent dans mon placard sans avoir obtenu le diplôme d'une école de chimie et sans décodeur !

3 bonnes raisons de réduire les quantités

La preuve en chiffres...

“ Autrefois, on mangeait moins mais on mangeait mieux...

Selon l'OMS, la Tunisie compte 17 % d'obèses, l'Algérie 18 %, le Maroc 16 %. Dans ces pays, l'alimentation traditionnelle, autrefois riche en légumes et céréales, est aujourd'hui peu à peu supplantée par les produits industriels. Le nombre d'habitants en surpoids grimpe en flèche.
Les nouveaux géants économiques sont devenus des géants au niveau du poids : la Chine, l'Inde, le Brésil ont une obésité en constante hausse. Au Mexique naissent des nouveau-nés pesant plus de 6 kg...”

Nous évoluons dans une société où l'abondance règne en maître. Nos poubelles sont à l'image de nos assiettes. Nous achetons beaucoup, nous consommons énormément et nous jetons tout autant.

1 Plus on surbouffe, plus on malbouffe

Autrefois, il existait des aliments de fête (la viande entre autres) et des aliments du quotidien : les légumes, les céréales. L'agroalimentaire propose actuellement, et à très bas prix, des produits autrefois perçus comme des denrées de luxe, à la portée de tous.
Depuis le steak jusqu'à la mousse au chocolat, on peut manger de tout en grande quantité, où l'on veut et quand on veut. Bien entendu, la qualité n'est pas au rendez-vous, mais la quantité, elle, est bien présente. Dans les années 1960, la consommation de desserts et de glaces était de 1 kg par personne et par an. Elle a aujourd'hui dépassé les 14 kg. Notre consommation de viande a triplé par rapport aux siècles passés. Nous en consommions 23 kg par an en 1860, nous en ingurgitons aujourd'hui quatre fois plus... Il en est de même pour le sucre : les Français en consommaient moins de 3 kg par an en 1840, ils en absorbent désormais plus de 34, soit 90 grammes par jour, essentiellement apportés par les produits de grignotages, les boissons, les confiseries.

2 Plus on mange, moins on se régale

Quand c'est mauvais, on en mange plus... Faites le test avec une crème dessert au chocolat industrielle : après avoir ingurgité un pot, vous avez très envie d'en absorber un second... En revanche, si vous dégustez une mousse au chocolat maison, vous « calez » beaucoup plus vite, car vous êtes rassasié de saveurs et de vrais aliments.

Les aliments industrialisés nous poussent à consommer plus. Une compote à boire est très facilement ingérée, vous pouvez sans problème en manger trois à la suite. Auriez-vous pu manger trois pommes d'affilée ?

3 Moins on mange, plus on réduit la taille de son estomac

Les aliments « bruts », non transformés par l'agroalimentaire, sont longs à ingurgiter et long à digérer : imaginez un repas composé d'une tomate en entrée, puis d'une tranche de viande avec des pâtes, d'un petit morceau de pain complet avec un morceau de cantal et d'une pomme. Il va vous falloir du temps pour ingurgiter tout cela ! Imaginez à présent le menu suivant : un hamburger de fast-food suivi d'une compote à boire. Officiellement, les ingrédients semblent les mêmes : du pain, du fromage, un peu de tomate et de viande. En trois bouchées, vous avez terminé et vous avez encore faim. Nous sommes ici dans le concept de la *fast food*, qui souligne bien qu'il s'agit d'une nourriture rapidement assimilée car prémâchée. Vous avez la sensation que votre estomac en redemande et vous le remplissez encore. Si vous prenez la décision de manger différemment et plus simplement, votre tour de taille va se trouver automatiquement allégé.

10 conseils pour manger moins

1. J'évite tous les aliments transformés : je préfère un fruit à un jus de fruit, une pomme à une compote, un blanc de poulet à une « préparation panée » à base de poulet.

2. Je mange à heures fixes, je n'attends pas d'avoir trop faim pour passer à table.

3. Je pense à ce que je mange : j'évite de regarder la télé ou l'ordinateur au cours de mon repas. Je suis sociable, je parle tout en savourant ce que je mange.

4. J'inscris à mon menu des aliments coriaces à mâcher : viande, légumes, fruits, céréales et pain complets.

5. Je ne desserre en aucun cas la ceinture de mon pantalon !

6. Je ne me ressers pas, je sors de table en ayant la sensation que j'aurais pu manger encore un plat supplémentaire.

7. Si j'ai du mal à réduire mes quantités au départ, je troque le café contre une grande tasse de thé en fin de repas.

8. Je me méfie des publicités : non, un verre de jus d'orange, ce n'est pas l'équivalent d'une orange dégustée. Non, une barre chocolatée, ce n'est pas comme un verre de lait... Je prends du recul sur ce que j'achète : je redeviens « conso-acteur ».

9. J'ose le vrai dessert : autour d'une belle table, je savoure une fois par semaine mon gâteau préféré. En revanche, je refuse toute barre chocolatée avalée à la va-vite, debout en attendant l'autobus.

10. J'essaie d'avoir une juste proportion : si je suis une femme, je mange moins qu'un homme, et mes enfants mangent moins que moi.

☑ *résolution n° 3*

Je mange moins, mais je mange mieux et plus consistant.

Je privilégie la qualité et le goût à la quantité.

5 astuces pour ralentir et mâcher plus

> La preuve en chiffres...
>
> *“Saviez-vous qu'un gobelet contenant deux fois plus de boisson sucrée ne paraît que moitié plus gros qu'un gobelet plus petit... ? Une étude a été réalisée par Pierre Chandon en France et Brian Wansik aux États-Unis. Ils ont étudié le packaging et le marketing alimentaires qui conditionnent notre comportement à manger toujours plus.”*

Plus on consomme de produits simples, plus on mâche : Dame Nature n'a pas encore inventé les mixeurs. Il n'existe pas d'arbre à jus de pomme, ni d'arbres à smoothies.

1 J'inscris aux menus des aliments durs et longs à mâcher

Fruits secs comme les amandes, pain complet, viandes, riz complet, pommes, crudités.

2 J'évite les aliments mous

Sandwichs de fast-food, pains de mie, briochés, steaks hachés, plats tout préparés, yaourt à boire, céréales trempées dans du lait.

3 Je m'exerce à mâcher

L'idéal, avec un peu d'entraînement, est de mâcher une vingtaine de fois chaque bouchée. Au bout de deux ou trois mois, on en prend l'habitude !

4 J'écoute les autres attentivement

Parler la bouche pleine, c'est très impoli.

5 Je vais régulièrement chez le dentiste :

Une mauvaise dentition n'incite pas à mâcher !

L'avis du pro

3 questions au docteur Cocaul

En quoi le fait de manger lentement peut-il provoquer un amaigrissement ?

La mastication permet une meilleure biodisponibilité des nutriments contenus dans l'aliment porté en bouche. On rend accessibles à notre organisme des composés dotés de propriétés santé répondant parfaitement aux besoins physiologiques de l'organisme grâce au cerveau informé en temps réel par l'effort des muscles masticateurs. On aide à une bonne digestion en fabriquant le bol alimentaire qui ressemble à un mélange cohésif, visqueux et non adhésif prêt à être ingurgité.

Ensuite, il a été prouvé que lorsque les mâchoires se mettent en route, l'organisme augmente le nombre de calories brûlées et ne conserve que le strict nécessaire pour l'estomac : les nutriments nécessaires et le nombre juste d'énergie.

D'autre part, la lenteur induite par la mastication provoque une sensation de satiété au bout de 20 minutes, même si les quantités ingérées ne sont pas trop importantes. En mastiquant, on brûle des calories et on régule naturellement son appétit !

Peut-on parler d'indice de mastication des aliments, comme on parle d'indice glycémique ?

Oui, tout à fait : on peut parler d'indice masticatoire, qui est grosso modo corrélé à l'index glycémique. Si les aliments sont très mous, leur indice est faible, ils seront vite avalés, les quantités seront plus importantes, le nombre de calories aussi. C'est par exemple le cas des frites, ou d'un hamburger. Plus l'indice est élevé, plus notre organisme est obligé de manger lentement : la viande crue est un bon exemple. On la mâche longtemps et on se sent bien calé, et il est rare que l'on se resserve, ce qui n'est pas le cas avec un steak haché de type hamburger. Des travaux fondamentaux sur cette question sont en cours à l'Inra de Clermont-Ferrand sous la responsabilité de Marie-Agnès Peyron. On y utilise un masticateur artificiel reproduisant l'effort humain de mastication.

Le fait de mastiquer a-t-il un effet bénéfique sur notre santé en général ?

Bien sûr. Le fait de mâcher devrait faire partie des conseils à donner pour une bonne hygiène de vie, comme on recommande d'éviter la cigarette ou l'alcool. La mastication conduit à une digestion harmonieuse, ce qui contribue à diminuer les ballonnements et permet aussi d'améliorer la qualité du sommeil la nuit en évitant les états de somnolence dans la journée. La mastication améliore la circulation cérébrale, ce qui est excellent pour les capacités cognitives. D'après certaines études, le fait de bien mâcher permet de diminuer l'adiposité abdominale, ce qui est excellent dans le cadre de la prévention des maladies cardio-vasculaires (AVC, infarctus) et métaboliques (diabète).

résolution n° 4

Pour manger, je prends mon temps.

Je mastique chaque bouchée au minimum une dizaine de fois avant de l'engloutir..

6 arguments en faveur des céréales complètes

> **4 façons de les consommer**
>
> **1. Achetez des céréales bio.**
> Elles seront dépourvues de pesticides chimiques, dont les résidus se concentrent dans l'enveloppe externe du grain.
>
> **2. Faites-les cuire.**
> On leur reproche souvent leur trop long temps de cuisson. Afin de le réduire, faites tremper vos graines toute une nuit dans une eau légèrement salée.
>
> **3. Faites-les germer.**
> Déposez vos graines dans une assiette et arrosez-les une à deux fois par jour sans laisser d'eau au fond du plat. Une fois germées, elles seront délicieuses dans une salade ou un sandwich crudités.
>
> **4. Mangez-les crues.**
> Saupoudrées sur un potage ou dans une salade, les graines mixées vous apportent leur richesse en vitamines et oligoéléments, en probiotiques et enzymes, bénéfiques à votre flore intestinale.

Par céréales, entendez « graines vivantes qui poussent dans le sol » : blé, riz, avoine, quinoa, millet...
De ces graines, desquelles on n'a rien enlevé, on extrait, une fois moulues, de la farine complète.

1 Elles sont riches en vitamines et oligoéléments

Ces produits ne sont absolument pas transformés.
Ce sont des aliments vivants : si vous plantez dans la terre un grain de riz complet, la plante se met alors à pousser. Avec un grain de riz blanc, vous pouvez toujours essayer... rien ne pousse.

2 Elles sont extrêmement rassasiantes

Les céréales complètes sont donc idéales dans le cadre d'un régime.

3 Elles sont riches en fibres

Elles limitent la constipation en favorisant le travail du gros intestin. Lorsque l'on modifie son alimentation et que l'on décide d'alléger ses repas, les problèmes de transit surviennent parfois. Les céréales nous aident à trouver un bon équilibre.

4 Elles sont peu coûteuses

Moins de 2 euros le paquet de pâtes complètes, de quinoa ou de riz complet : c'est peut-être pour cette raison que les marchands de régimes vantent assez peu leurs mérites... Les sachets de poudres protéinées sont beaucoup plus chers !

5 Elles permettent de varier nos menus à l'infini

Reléguées au XXe siècle au rang « d'alimentation du pauvre » ou de « graines pour oiseaux », on ne sait plus comment les consommer. Pourtant, leur forme est déjà très variée : flocons, pâtes, graines entières ou semi-décortiquées, en soupe, en salade, en plat principal, il suffit de les redécouvrir pour se régaler !

6 Elles sont faciles à cuisiner

Inutile d'être un cordon-bleu, il vous suffit d'une casserole, d'un peu d'eau, d'herbes aromatiques et d'huile d'olive, et vous pouvez constituer très facilement la base de toutes vos recettes (voir les recettes proposées en deuxième partie à ce sujet).

8 graines à découvrir

1. Le quinoa
2. L'épeautre
3. Le sésame
4. Le lin
5. Le sarrasin
6. Le seigle
7. L'orge
8. Le millet

6 chiffres à retenir pour choisir un bon pain

Un pain à la farine complète est riche en fibres, vitamines et oligoéléments. Une tranche suffit pour que l'on se sente rassasié. Mais sachez que malgré tout, il y a des traces de pesticides dans le pain à farine supérieure au T80. Préférez-le bio.
Que vous fassiez votre pain vous-même (voir les recettes dans la deuxième partie) ou que vous l'achetiez en boulangerie, vous pouvez demander le « type » de farine utilisé : blanche, semi-complète, intégrale...
Le type de farine est repérable grâce à un numéro ; plus celui-ci est élevé, plus la farine est complète. Si vous adorez la baguette, ne foncez pas directement sur la farine intégrale, vous aurez du mal à apprécier son goût très rustique.
Allez-y doucement : une farine semi-complète à la place de votre pain de mie industriel, ce n'est déjà pas si mal.

T45 : farine très raffinée, utilisée en pâtisserie.

T55 : farine blanche, elle est employée pour les baguettes.

T65 : farine bise, ou grise : elle est parfois utilisée pour les pains de campagne.

T80 : farine semi-complète.

T110 : farine complète.

T150 : farine intégrale.

Attention !

Les pains de mie baptisés « pains complets » par certains industriels ne sont pas composés pour la plupart de farine complète. Le fabricant a simplement ajouté un peu de son à de la farine blanche. Lisez les compositions !

résolution n° 5

Pâtes, riz, farines, grains à cuire.

J'invite à ma table les céréales complètes ou semi-complètes.

5 bonnes raisons de consommer des légumes

Pourquoi on n'aime plus les légumes ?

Ils étaient autrefois, avec le pain et les céréales, la base de l'alimentation populaire. Ils ont peu à peu été négligés, puis remis à l'honneur, mais pour des raisons plus ou moins « médicales » : parce que les légumes nous font du bien, il est important d'en manger. On les a alors proposés « à l'eau », « cuits à la vapeur ». C'est sûr, de cette façon, les légumes sont un allié de notre ligne, mais ils sont une véritable punition. Qui rêverait de consommer des légumes bouillis à l'eau toute sa vie ?! Se nourrir n'est pas une punition ! Redécouvrons les légumes cuisinés, mijotés et savoureusement préparés ! Il faut savoir qu'entre 3 et 6 ans, on développe une néophobie (peur des aliments nouveaux) tout à fait normale et qui entraîne une aversion farouche de bon nombre d'enfants vis-à-vis des fruits et légumes. Cela disparaît heureusement avec le temps. Mais des adultes gardent peut-être leur part infantile ?!

Les légumes ne sont pas uniquement « bons pour la santé », ils sont également très savoureux et apportent de la couleur et de la diversité à vos repas. Pour vous en convaincre, reportez-vous aux recettes de la deuxième partie de cet ouvrage.

1 Ils ont un faible apport calorique

Les légumes présentent un apport calorique faible, intéressant dans le cadre d'un régime.

2 Ils sont riches en vitamines et minéraux

Ils sont riches en vitamines et minéraux, et notre organisme en a besoin au cours d'une perte de poids.

3 Ils sont riches en fibres

Ils permettent d'éviter la constipation de façon significative (des études le montrent) et permettent une action préventive contre le cancer du côlon.

4 Leur volume est important

Leur volume étant important, ils offrent une agréable sensation de satiété.

test

Vous vous y connaissez en légumes ?

Répondez par vrai ou par faux aux affirmations suivantes.

1. Les caroténoïdes sont un ensemble de substances présentes uniquement dans la carotte.
❑ Vrai ☒ Faux

2. Le lycopène est une variété de lychen.
❑ Vrai ☒ Faux

3. À cause des pesticides, les bienfaits des légumes sont remis en question.
☒ Vrai ❑ Faux

4. Le bio apporte une valeur nutritionnelle ajoutée aux légumes.
❑ Vrai ☒ Faux

5. Les légumes du marché sont plus riches en vitamines que les légumes surgelés.
❑ Vrai ☒ Faux

Réponses du test

Si vous avez coché tout faux, vous avez tout bon !

1. Les caroténoïdes sont présents dans tous les légumes hauts en couleur : poivrons, tomates, persil, choux... Ils sont de puissants antioxydants et préservent notre santé.

2. La tomate est très riche en lycopène, qui aurait un potentiel important contre toutes les maladies modernes dégénératives.

3. Certes, mieux vaut les éplucher et les consommer bio, mais le fait de ne pas en consommer du tout est bien plus néfaste pour notre ligne et notre santé que de les savourer malgré des contingences de l'agriculture actuelle.

4. Le label bio n'apporte aucune valeur nutritionnelle ajoutée mais il vous garantit l'absence de pesticides si vous lavez vos légumes à grande eau.

5. Les légumes surgelés contiennent plus de vitamines que les légumes du marché, notamment de la vitamine C qui s'oxyde très facilement avec la lumière du jour.

5 Leurs bénéfices pour notre santé

Ils sont excellents pour notre santé : lorsque l'on en consomme régulièrement, le risque de maladies cardio-vasculaires et de cancers est diminué.

10 stratégies pour consommer des légumes

1. Mélangez vos légumes avec une poignée de céréales : légumes avec quelques pâtes, du riz...

2. Faites toujours cuire vos légumes avec un assaisonnement (épices de votre choix) et un demi-oignon pour leur donner du goût.

3. Utilisez le wok : vos légumes seront plus savoureux.

4. Achetez des légumes à la croque pour constituer un petit en-cas : jeunes carottes, tomates cerises...

5. Constituez des flans, des purées en utilisant un liant qui donnera du moelleux : l'arrow-root ou la Maïzena® (voir les recettes de la deuxième partie).

6. Utilisez la viande pour parfumer vos légumes, en guise d'assaisonnement : petits dés de jambon, morceaux de poulet...

7. Variez les couleurs pour les rendre plus appétissants : mélangez les poivrons rouges, jaunes, avec les courgettes et les haricots. Dessinez une assiette digne d'un tableau d'Arcimboldo !

8. Utilisez une râpe. Les courgettes râpées sont savoureuses et très vite cuites.

9. Optez pour les légumes en conserve ou surgelés si vous manquez de temps. Préférez les bocaux de verre.

10. Variez les textures et les températures : servez-les en salade, en soupe, en gratin.

résolution n° 6

Des légumes je consommerai,
mais savoureuse
la recette je choisirai.

5 arguments
en faveur des huiles vierges

On appelle huiles vierges celles qui sont extraites d'une plante par pression à froid, d'une graine ou d'un fruit. Les huiles raffinées ne sont pas dénuées de bienfaits, mais elles ne présentent pas les mêmes qualités nutritives : elles se conservent plus longtemps, mais leur teneur en polyphénols et stérols est moins importante que pour les huiles vierges.

1 Bonne graisse contre mauvaises graisses !

Il a été prouvé qu'une consommation régulière d'oméga-3 contribue à faire diminuer les triglycérides.

2 Le plein de vitamines et minéraux

Les huiles vierges permettent la bonne absorption de très nombreuses vitamines (notamment A, D, E et K, vitamines solubles dans les graisses ou liposolubles) ainsi que des minéraux.

3 Elles régulent la production de nos hormones

La consommation d'huiles vierges aide à réguler la production de nos hormones en équilibrant notre cholestérol, régulation extrêmement importante dans le cadre d'un régime. L'huile d'onagre est notamment recommandée aux femmes.

Petit lexique des corps gras

Les acides gras saturés
On les trouve dans le beurre, la viande, le fromage, les viennoiseries, les biscuits, les chips. Les huiles raffinées (de palme ou de coco) sont aussi cachées dans les produits de grande consommation. Aujourd'hui, on en consomme beaucoup trop : ces corps gras altèrent les parois artérielles en forte quantité en faisant augmenter le mauvais cholestérol dit LDL-C.

Les acides gras mono-insaturés
Ce sont les corps gras du « régime crétois » ou méditerranéen. On les trouve notamment dans l'huile d'olive et l'huile de colza.

Les acides gras polyinsaturés
Ils sont rares dans notre alimentation actuelle, c'est pourquoi il est important de redécouvrir et de varier les huiles vierges. Huile de tournesol, colza, noix, noisette, germe de blé, pépin de courge, pépin de raisin, onagre, sésame... Pensez également aux poissons gras. N'abusez pas de l'huile de tournesol (oméga-6) très utilisée par l'agroalimentaire et qui malheureusement a un profil plutôt pro-inflammatoire et neutralise le bénéfice santé apporté par les oméga-3.

4 Un joli teint

Consommer des huiles de première pression à froid donne un joli teint : finie, la grise mine du régime !

5 La présence des oméga-3/6/9

Il a été prouvé qu'une carence en oméga-3/6/9 et un mauvais équilibre dans l'organisme entre ceux-ci induisent un état de fatigue. La fatigue entraîne souvent une envie de manger... Les oméga-3 doivent être favorisés, mais leur action bénéfique ne s'exercera que si l'on temporise la consommation des oméga-6 (huile de tournesol). Les oméga ont une utilité pour la plasticité neuronale et la prévention cardio-vasculaire, ainsi qu'une action anti-inflammatoire.

4 matières grasses à éviter, 4 matières grasses à privilégier

J'évite

1. Les graisses cachées dans les plats industriels : huile de palme, huile de coprah, graisses hydrogénées et raffinées.

2. Les plats riches en matières grasses dites saturées : fritures, graisses animales, fromages, viennoiseries.

3. Les huiles végétales raffinées quelles qu'elles soient : une huile de tournesol raffinée apporte certains bienfaits (stérols, polyphénols), mais en quantité moindre par rapport à une huile de tournesol de première pression à froid.

4. J'évite de faire cuire ou frire mes huiles de première pression à froid. En fait, toutes les huiles peuvent être portées à température, elles ont chacune un point de fumée différent. Mais l'huile de colza ou de lin, riches en oméga-3, rancissent rapidement ; on les utilise donc plutôt pour l'assaisonnement.

Je privilégie

1. Les huiles vierges de première pression à froid : olive, noix, noisette, sésame, colza, lin. Je varie les plaisirs.

2. J'ajoute un filet d'huile sur les plats après leur cuisson.

3. Je consomme une à deux fois par semaine des poissons gras (saumon, harengs, anchois, maquereaux, sardines ; je boycotte le thon rouge en provenance de Méditerranée pour des raisons éthiques). Je peux me fier au label figurant sur les paquets garantissant une qualité optimale.

4. Je privilégie les volailles aux viandes rouges, plus riches en graisses saturées.

résolution n° 7

J'invite les huiles vierges à ma table.

Je découvre de nouvelles saveurs en les diversifiant, et j'évite les « mauvaises graisses » : croissants, viandes rouges, fritures, etc.

5 bonnes raisons
d'ajouter des fibres au menu

Où trouver les fibres ?

La quantité recommandée de fibres est de 30 à 40 g par jour. Si l'on s'en tient à une alimentation moderne et industrielle, l'apport est nettement insuffisant : il sera seulement de 10 à 15 g. Il est donc important d'en ajouter et de réadapter notre alimentation si on le peut. Vous trouverez page suivante un tableau à utiliser et à adapter en fonction de votre transit et de votre mode alimentaire : il est bien évident que si vous consommez énormément de céréales complètes et de légumes, il n'est pas nécessaire de supplémenter votre alimentation.

Notre alimentation s'est peu à peu appauvrie en fibres car la plupart des produits que nous consommons sont raffinés : plats tout prêts, farine blanche, manque de fruits et légumes. Notre intestin et notre transit en pâtissent, et notre joli ventre aussi.

1 Le sentiment de satiété

Au contact de l'eau, les fibres gonflent dans l'estomac et l'intestin, et procurent une sensation de satiété.

2 Une digestion plus lente

Les fibres sont longues à digérer, ou ne se digèrent pas du tout, on a donc moins faim, et pour longtemps.

3 Peu de calories

Les fibres n'ajoutent qu'une quantité infime de calories à vos menus.

4 Moins de mauvaises graisses

Il a été prouvé que la consommation de fibres permet de diminuer l'absorption des mauvaises graisses au niveau de l'intestin.

5 Un bon transit

Les fibres sont indispensables à un bon transit intestinal.

Aliments à privilégier ou à rajouter au choix et en partie	Pour obtenir 40 g de fibres
Son de blé	5 cuillerées à soupe
Son d'avoine	8 cuillerées à soupe
Figues sèches	400 grammes
Dattes	500 grammes
Flocons d'avoine	15 cuillerées à soupe
Pain complet	500 grammes
Pruneaux	50 grammes
Pain bis	800 grammes
Légumes	± 1 kg selon les légumes
Fruits frais	± 1 kg selon les fruits

7 astuces pour ajouter des fibres à mes menus

1. Le matin, au petit déjeuner, j'ajoute 2 cuillerées de son d'avoine dans un yaourt ou dans un jus d'orange, et je pense à boire dans la matinée.

2. J'emporte toujours avec moi une petite boîte contenant quelques fruits secs : je les consomme de préférence au goûter.

3. J'investis dans un épluche-pomme : en plus d'être ludique, il est pratique et me donne envie de manger des fruits même en hiver.

4. Dès que j'ai le temps, je fais des salades de fruits.

5. J'ajoute des graines germées et des graines de lin à mes soupes et mes salades.

6. Pour consommer des légumes secs régulièrement, je les mélange à mes pâtes et à mon riz. Les lentilles corail sont riches en fibres et elles cuisent très vite.

7. Je saupoudre du son sur des pâtes blanches, dans la soupe, les salades, cela devient un réflexe, comme celui de saler ou de poivrer.

8 aliments riches en fibres

Afin d'équilibrer votre alimentation et ajouter des fibres, vous pouvez ajouter l'un de ces aliments.

1. Son d'avoine ou de blé : 2 cuillerées à soupe par jour.

2. Tranches de pain complet : au moins 4 tranches.

3. Légumes secs : 1 tasse.

4. Pruneaux : 5 à 6.

5. Dattes : 4 (mais attention, elles sont caloriques).

6. Abricots secs : 4.

7. Amandes : 2 poignée, soit 30 g.

8. Fruits frais : 2, associés à 2 portions de légumes.

résolution n° 8

Chaque jour
et à chaque menu,
j'ajoute une portion de fibres à mes repas.

10 règles d'or
pour équilibrer mes repas

Laurence,
Paris (75)

“J'ai minci en photographiant mon assiette.

Je me plaignais de prendre du poids et une amie m'a fait remarquer que j'avais réellement bon appétit. Je n'avais pas l'impression de me resservir ni de manger trop. En fait, je n'attendais jamais que mon assiette soit totalement vide pour en reprendre ! J'ai décidé de photographier chacun de mes repas, composé d'une seule assiette... Je me suis aperçu à quel point je mangeais bien plus que je ne l'imaginais, et j'ai minci, en faisant simplement attention aux quantités ! ”

Mémorisez ces dix bonnes résolutions pour l'attaque de votre régime. Il est tout à fait possible de les appliquer au travail, à la cantine, en déplacement.

1 Je divise mon assiette

En trois parties, en respectant les proportions.

2 Des légumes

La première moitié sera constituée de légumes.

3 Des céréales complètes

Un quart de l'assiette sera constitué de céréales complètes.

4 Des protéines

Un quart sera constitué d'une portion de protéines.

5 Je ne me ressers jamais

Une portion, c'est une assiette.

6 Je mange du pain complet

Si au restaurant ou à la cantine il n'y a pas de céréales complètes, j'emporte avec moi deux tranches de pain complet que je déguste après mon repas.

7 Je bois de l'eau

Uniquement de l'eau.

8 Je ne grignote pas

Je ne mange rien entre les repas.

9 J'évite

J'évite absolument toutes les « céréales sucrées » ou raffinées : biscuits, pâtes blanches...

10 Des fruits mais pas trop !

Un fruit est autorisé au dessert ou au goûter.

Les 4 avantages du plat unique

1. Le plat unique présente l'avantage d'éviter de compter et de peser ce que l'on mange. La règle est simple : on s'en tient à une assiette, et c'est tout. On complète éventuellement avec un café ou un thé, et un petit carré de chocolat si l'on a réellement besoin de finir sur une note sucrée.

2. Le plat unique permet de cuisiner vite et pour tout le monde. Il est possible d'utiliser la viande comme assaisonnement, afin de donner du goût, en la coupant en petits morceaux dans les céréales.

3. Si l'on ne déjeune pas chez soi, on peut « reconstituer » le plat unique avec ce que l'on a sous la main : par exemple, un petit bol de taboulé en entrée, puis des haricots verts avec un blanc de poulet grillé. L'essentiel étant de visualiser la quantité d'une assiette.

4. Il est facile ensuite de compléter son repas avec un fruit coupé, des fruits secs ou un produit laitier.

7 arguments en faveur de l'eau

1. L'eau est indispensable à ma santé.

2. Les boissons édulcorées déséquilibrent mon organisme.

3. Les boissons sucrées enclenchent le processus du « sucre qui appelle le sucre » et me donnent faim.

4. Une boisson chaude peut me réconforter : je peux alors boire du thé vert ou une tisane, si celle-ci est sans sucre.

5. Si je consomme des fibres, il est important que je boive suffisamment d'eau afin que celles-ci gonflent dans mon système digestif.

6. Si je n'aime pas boire de l'eau, je peux tester les eaux gazeuses bicarbonatées, plus festives.

7. L'alcool est riche en sucres : un verre de vin, c'est environ 70 calories.

Lorsque je suis en phase de stabilisation

1. Je divise mon assiette en deux parties. La première moitié sera constituée de céréales complètes. Un quart sera constitué de légumes. Un quart sera constitué d'une portion de protéines (viande, poisson, œufs...).

2. Je ne me ressers jamais. Une portion, c'est une assiette.

3. Si au restaurant ou à la cantine il n'y a pas de céréales complètes, j'emporte avec moi deux tranches de pain complet que je déguste après mon repas.

4. Je bois de l'eau, uniquement de l'eau. Je m'autorise un verre de vin à l'un des deux repas.

5. Je ne mange rien entre les repas.

6. J'évite absolument toutes les « céréales sucrées » ou raffinées : biscuits, pâtes blanches...

✔ résolution n° 9

Ma portion, c'est mon assiette.

Mon assiette est divisée en trois : un quart de viande, un quart de légumes, une moitié de céréales complètes ; ou une moitié de légumes, un quart de viande, un quart de céréales. Je mange assise, avec un couteau et une fourchette.

6 bonnes raisons de goûter

Les 4 amis du goûter

1. *Les fruits et les compotes.*
2. *Le pain complet.*
3. *Le thé, la tisane, éventuellement le café ou la chicorée si cela vous fait plaisir.*
4. *Les yaourts nature.*

Les 4 ennemis du goûter

1. *Tous les biscuits, y compris ceux qui prétendent être « allégés ».*
2. *Toutes les boissons sucrées ou édulcorées.*
3. *Tous les yaourts à boire, sucrés ou édulcorés.*
4. *Tous les pains de mie et les pains blancs.*

Le goûter est un allié majeur pour lutter contre les grignotages. Offrez-vous ce petit plaisir, vous ne considérerez plus vos après-midi avec le même regard.

1 Le goûter permet de tenir jusqu'au dîner

Nous rentrons chez nous le soir aux environs de 19 heures, il nous faut le temps de préparer le repas. Nous passons à table le plus souvent vers 20 heures. Notre estomac crie famine : comment tenir 7 heures d'affilée sans manger, si nous avons pris notre déjeuner à 13 heures ?

2 Le goûter permet de prendre des forces

Nous avons besoin de forces pour affronter le rush du début de soirée : temps de transport trop longs, enfants, devoirs, bains à gérer, préparation des repas...

3 Le goûter est un plaisir

L'heure du goûter peut représenter une pause plaisir, une halte avant un moment de la journée plus difficile. On s'installe, on s'attable si on le peut, on se prépare un plateau avec une jolie tasse lorsque l'on est au bureau. On marque un temps d'arrêt dans notre journée.

4 Le goûter permet de ne pas craquer

Ce « craquage » aux environs de 18 heures qui nous fait avaler n'importe quoi devant les placards de la cuisine. Cinq minutes de pause peuvent éviter dix grignotages.

5 Le goûter apaise notre appétit

Il évite les dîners gargantuesques. Exemple de goûter type : 1 pomme, ou quelques fruits secs, 1 petite tranche de pain complet, 1 thé et 1 yaourt nature.

6 Le goûter permet d'éviter les grignotages

Finis, les petits en-cas à tout bout de champ. Ce sont ces grignotages qui font grossir !

7 Le goûter peut être minceur

À condition qu'il reprennne le schéma du repas équilibré : céréales complètes, fruits ou légumes, protéines. En phase d'attaque, allégez la portion de céréales. Enfin, une boisson chaude permet de se sentir rassasié et réconforté.

résolution n° 10

Le goûter devient un incontournable instant de plaisir.

Je ne culpabilise pas si je fais une pause à 16 heures, mais je ne confonds pas goûter et grignotages.

10 produits essentiels
au régime, à emporter partout

Le rooibos : le thé rouge

Vous n'appréciez ni le thé, ni les tisanes ? Testez le rooibos : on l'appelle aussi thé rouge. Il s'agit en réalité d'une écorce d'arbre africaine de couleur rouge, qui offre une boisson très suave et réconfortante.

Le menu de la cantine n'est pas équilibré et vous risquez d'avoir faim ? Pas de problème, vous avez stocké dans un tiroir de votre bureau de quoi vous sustenter sans flancher au cours de votre régime !

1 Du pain complet

À la cantine ou au restaurant, zappez le pain blanc : il apporte beaucoup de calories vides en oligoéléments et ne vous cale pas. D'autre part, les féculents proposés dans les collectivités sont souvent de très mauvaise qualité : pâtes blanches dans le meilleur des cas, frites ou pommes de terre sautées le plus souvent. Si vous emportez avec vous quelques tranches de pain complet, vous pouvez compléter votre repas de façon équilibrée, sans prendre de frites. Si l'on vous propose des légumes secs (par exemple des lentilles) vous pouvez en prendre une petite portion et, dans ce cas, ne pas consommer votre pain.

2 Des galettes de riz soufflé

Les galettes de riz soufflé sont une alternative au pain complet. Elles sont très facilement transportables et peuvent se ranger facilement dans le tiroir d'un bureau mais elles calent un peu moins que le pain complet. Ne les grignotez pas tout au long de la journée !

3 Du son d'avoine

Nos repas sont extrêmement pauvres en fibres. Le son d'avoine permet de pallier ce manque de façon rapide et pratique : vous pouvez le consommer au petit déjeuner dans un yaourt ou un jus de fruit, ou en arrivant au bureau. Il est possible d'en ajouter un peu au déjeuner pour vous sentir calé. Pensez à boire suffisamment : le son d'avoine est riche en mucilage, qui se développe et forme un gel dans l'estomac au contact de l'eau.

4 Des pruneaux

Les pruneaux ne sont pas très caloriques, ils facilitent le transit, ils sont riches en fer, et leur saveur sucrée peut satisfaire nos papilles en manque à l'heure du goûter, ou à 14 heures, alors que l'on aurait très volontiers « craqué » sur un petit macaron au chocolat... Le fait d'en avoir à portée de main permet d'éviter les écarts.

5 Des pastilles d'algues chlorella

La chlorella algue est très riche en fer. Elle est par ailleurs un véritable aspirateur à toxines. Sous forme de poudre, elle n'est franchement pas savoureuse. Mais si on la consomme sous forme de pastilles, le matin au petit déjeuner, cette algue permet de pallier notamment un manque de légumes verts au cours de la journée. Si vous êtes en déplacement, vous savez par avance que vos repas ne seront pas franchement équilibrés ; la chlorella peut vous permettre d'éviter un déséquilibre trop important, notamment au niveau de votre transit.

6 Du thé ou de la tisane

Il est important de boire suffisamment au cours d'un régime ; si vous trouvez l'eau « trop triste », prévoyez un stock suffisant de tisane et de thé. Le thé vert est bien entendu recommandé car riche en vitamine C et flavonoïdes. Une petite astuce si vous ne l'appréciez pas : achetez du thé vert sencha et mélangez-le à un thé noir plus classique. Vous profiterez alors des bienfaits du thé vert tout en savourant votre thé noir.

7 Un fruit de saison facile à éplucher

Les fruits sont recommandés au goûter. Prévoyez un couteau, et éventuellement une serviette jetable pour faciliter leur dégustation. Au bureau, évitez les fruits catastrophe (la poire qui dégouline sur le clavier) et prenez garde à ceux qui sont au contraire trop faciles à grignoter : la cerise est plus calorique et on la picore très facilement. Contentez-vous d'une poignée raisonnable, limitez les quantités.

8 Des fruits secs

Ils sont plus riches, mais ils sont plus longs à digérer. Si on ne grignote pas toute la journée, il est possible de les prévoir au menu d'une collation. Ils se transportent facilement, se conservent longtemps, ils sont donc un atout pour notre régime. 30 g d'amandes contiennent la même quantité de polyphénols qu'une tasse de thé vert et une portion de brocolis à la vapeur. Ils fournissent également 3 grammes de fibres, soit 12 % des AJR.

9 Une bouteille d'eau Hépar®

Au cours d'un régime, la fatigue peut se faire sentir. Riche en magnésium, l'eau d'Hépar peut vous aider à recharger vos batteries. Elle facilite également le transit.

10 Des gélules d'huile de poisson sauvage, lin, onagre

Si vous prenez vos repas chez vous, il n'est pas utile de compléter votre alimentation par des huiles vierges en gélules. Mais si vous êtes très fréquemment en déplacement, évitez les biscuits, fritures, viandes panées, viandes rouges, et complétez éventuellement votre menu par une huile vierge en gélules.

résolution n° 11

Je fais mes provisions.

Avant de commencer mon régime, je prévois des aliments faciles à transporter pour éviter les écarts au cours de la journée.

14 outils essentiels pour cuisiner vite et léger

J'ai toujours dans mon sac...

- Un petit couteau pliable, pour trancher un fruit, l'éplucher.
- Des mouchoirs en papier pour réceptionner les épluchures.
- Un mini-Tupperware® (ou une petite boîte en métal) avec une ou deux galettes de riz complet.

Dans un placard de mon bureau, j'ai rangé...

- Une boîte à biscuits dans laquelle j'ai placé du pain complet tranché et des galettes de riz.
- Des sachets de thé ou de tisane.
- Un récipient sec et bien aéré pour quelques fruits.
- Un pot de confiture rempli de son d'avoine.
- Une petite bouteille d'Hépar®.
- Des huiles vierges en gélules.
- Un pot de confiture pour y conserver mes fruits secs : amandes, noisettes, pruneaux.

Ce n'est pas parce que vous avez décidé de mincir que vous allez désormais passer plusieurs heures aux fourneaux. Régime au naturel ne rime pas forcément avec retour en arrière. On peut être moderne sans consommer des plats tout prêts !

1 Une râpe

Certains légumes peuvent sembler tristes, durs à croquer ou trop fades. En utilisant la râpe, vous allez réaliser des recettes étonnamment fondantes.

2 Une mandoline

Si vous n'optez pas pour les légumes prédécoupés et surgelés, la mandoline est un outil facile d'utilisation : pas de branchement, nettoyage facile, encombrement minimal. On l'adopte pour la découpe fine des légumes.

3 Un épluche-pomme

C'est un gadget à la mode, mais il a son utilité. En deux tours de manivelle, vous obtenez une pomme épluchée et découpée en fines rondelles. Lorsque l'on n'a pas envie de croquer dans une golden, l'épluche-pomme donne un air de fête au fruit. On se régale deux fois plus.

4 Un wok ou une poêle à larges bords

Le wok permet une cuisson tendre et douce des légumes. Un minimum d'huile est nécessaire, et vous laissez mijoter votre repas.

5 Un cuit-vapeur

Si vous souhaitez préparer plusieurs légumes à l'avance, le cuit-vapeur est idéal grâce à ses multiples étages. L'autocuiseur, s'il n'est pas poussé à fond, peut permettre également une précuisson douce. Assaisonnez ensuite les légumes.

6 Une poêle anti-adhésive

En phase de stabilisation, nous allons vous faire découvrir de délicieuses crêpes légères, pachades auvergnates, que vous pourrez réaliser et déguster grâce à votre poêle.

7 Un plat en Pyrex® ou en grès assez profond

La cuisson au four donne du fondant aux légumes, ce qui évite l'usage important de matière grasse. Si vous possédez un plat type le Creuset, en fonte, celui-ci conviendra parfaitement.

8 Un couteau bien aiguisé

Investissez dans un bon couteau, vous gagnerez du temps et vous vous réconcilierez avec l'épluchage. Si vous utilisez un couteau en céramique, attention à bien le manipuler.

9 Une planche à découper

De taille moyenne, toujours à portée de main.

10 Un hachoir électrique

Inutile de sortir le robot géant multifonction : un mini-hachoir suffira amplement.

11 Un mixeur plongeant

Comme le hachoir électrique, le mixeur plongeant tient peu de place, se range et se nettoie facilement. Prévoyez un récipient à hauts bords pour mixer sans vous éclabousser.

12 Des barquettes en alu

D'une capacité de 0,5 litre, et du papier alu.

13 Une louche percée

Pour extraire plus facilement de l'eau les œufs pochés, les légumes à peine saisis...

14 Un moulin à café

Seulement si vous souhaitez moudre des grains de céréales...

✔ *résolution n° 12*

Je m'équipe très simplement, mais durablement.

Car après mon régime, je conserverai les bons réflexes alimentaires acquis et je pourrai cuisiner à la fois sainement et rapidement.

62 aliments
à conserver dans ma cuisine

Vous aurez besoin de cette liste d'aliments pour réaliser vos recettes minceur.

1 Céréales et féculents

1. Du riz complet ou semi-complet
2. Des flocons de riz, d'avoine ou de millet (dans les boutiques bio)
3. Des galettes de riz soufflé
4. Des pâtes semi-complètes
5. De la polenta
6. Des biscottes complètes pour réaliser une chapelure maison
7. Des flocons de châtaignes (dans les boutiques bio)
8. Des pommes de terre

2 En conserve

1. Du thon au naturel
2. Des crevettes
3. Du crabe
4. Du saumon
5. Des haricots verts
6. Des fonds d'artichauts
7. Des champignons de Paris
8. Des sardines au naturel
9. Des anchois

3 En surgelé, nature

1. Du poisson nature, en filets
2. Des légumes non assaisonnés en purée ou en petits dés
3. Des carottes
4. Du céleri rave
5. Des haricots verts
6. Des brocolis

4 Protéines

1 Du poisson frais ou surgelé (type filet de limande, facile à cuisiner)	7 Du jambon blanc
2 Des maquereaux	8 Du jambon sec
3 Du thon	9 De la dinde
4 Du saumon	10 Des blancs de poulet
5 Des crevettes	11 Des œufs
6 Du crabe	12 Du lait
	13 De bons fromages (AOC)

5 Légumes et fruits

1 Des pommes de terre (qui sont aussi des légumes)	7 Du chou chinois
2 Des courgettes	8 Des fonds d'artichauts
3 Des aubergines	9 Des carottes rouges
4 Des tomates	7 Du melon
5 Des poivrons	10 Des haricots verts
6 Des choux de Bruxelles	11 Des poireaux
	12 Des fruits de saison

6 Épices, assaisonnement

1 Du sel de Guérande	8 Du basilic
2 Du curry	9 Du thym
3 Du gingembre en poudre	10 Du cumin
4 De l'origan	11 Des baies
5 De la coriandre	12 Du poivre
6 De l'estragon	13 De l'ail en poudre
7 Du laurier	14 Du paprika

10 règles d'or
à respecter pour mener à bien mon régime

Isabelle,
Toulouse (31)

"Je me suis mise à apprécier les arts de la table.

Je ne grignote plus, je mange obligatoirement et définitivement assis, avec un couteau, une fourchette. Je soigne la présentation des plats pour associer le plaisir des papilles à celui de la vue. Je mets des couleurs dans mon assiette. Les Américains évoquent même l'idée plaisante de mettre un arc-en-ciel dans son assiette."

Vous allez devoir bousculer un peu vos habitudes, mais rassurez-vous, vous pourrez facilement pratiquer ce régime au restaurant ou en famille.

1 L'alternance

Quel que soit le nombre de kilos que j'ai à perdre, j'accepte de respecter la règle d'alternance : une semaine légère allégée en sucres (lents et rapides), une semaine de stabilisation. Je peux aussi adopter le rythme suivant : une journée allégée, une journée de stabilisation.

2 La durée

Si j'ai 2 ou 3 kilos à perdre, je suis mon régime pendant 28 jours. Si j'ai plus de 3 kilos à perdre, je reprends un cycle de 28 jours jusqu'à l'obtention du poids désiré.

3 Pas d'accélération

Je ne cherche pas à accélérer ma perte de poids en multipliant les journées et les semaines allégées : je respecte l'alternance semaine allégée, semaine de stabilisation, ou journée allégée, journée de stabilisation.

4 Le but

Le but de ce régime est aussi d'habituer mon organisme à manger différemment : plus lentement, avec des aliments simples et frais. C'est grâce à cela que je verrai s'installer une véritable stabilisation de mon poids.

5 Le carnet alimentaire

Je m'engage à noter le plus honnêtement et objectivement possible le contenu de mes repas et de mes grignotages sur ce carnet (ou à prendre en photo mes repas).

6 Une place de fête

Je m'autorise un jour de fête par semaine : je ne renonce pas à mes péchés mignons, au contraire, je les savoure.

7 Le petit déjeuner

Pas faim le matin ? Je peux décaler mon petit déjeuner en le transformant en collation lorsque j'arrive au bureau.

8 Les écarts

Si je fais un écart, je ne m'affole pas : l'équilibre alimentaire se fait à l'échelle d'une semaine.

9 Pas de grignotages

Je m'engage à ne pas grignoter. Je m'engage aussi à ne sauter aucun des quatre repas : petit déjeuner, déjeuner, goûter, dîner.

10 La collation du matin

Trop faim dans la matinée ? Je peux m'autoriser une collation, mais j'enlèverai un aliment à la collation de l'après-midi.

Tableau autorisé / interdit

Les 11 aliments autorisés

1. Les légumes, cuits avec un minimum de matière grasse.

2. Les huiles vierges de 1re pression à froid : olive, noisette, noix, sésame, colza, lin…

3. Les céréales complètes, en quantité limitée au cours de la semaine allégée : pâtes, riz, millet, quinoa, pain complet…

4. Les viandes blanches et les poissons.

5. Les yaourts nature ou laitages nature.

6. Les fruits au petit déjeuner ou au goûter.

7. Les salades, en veillant à un assaisonnement très léger.

8. Les fruits secs (non salés, non grillés) : pas plus de 12 par jour (une poignée de 30 g).

9. Le fromage : une fois par semaine en quantité limitée.

10. Le chocolat noir en fin de repas, 1 carré.

11. Le thé, le café et les tisanes sans sucre.

Les 11 aliments interdits

1. Tous les biscuits sans exception : même ceux dits « de régime ».

2. Les céréales raffinées ou sucrées : pâtes, pain blanc, de mie, céréales du petit déjeuner.

3. Toutes les matières grasses autres que les huiles vierges de 1re pression à froid : beurre, huiles de friture…

4. La viande rouge, les charcuteries.

5. Le fromage, en gros morceaux.

6. Tous les desserts laitiers sucrés ou édulcorés.

7. Tous les bonbons, chocolats et barres chocolatées.

8. Toutes les fritures.

9. Toutes les pâtisseries, sauf une fois par semaine, si c'est votre péché mignon.

10. Tous les produits apéritifs.

11. L'alcool et les sodas.

☑ *résolution n° 13*

J'accepte le contrat minceur.

8 idées reçues à balayer

6 réflexes pour l'après-régime

❶ ***C'est laid, servi dans l'emballage, tout mou ?*** *Je refuse de manger quoi que ce soit si je ne me régale pas.*

❷ ***C'est délicieux mais riche ?*** *J'opte pour de petites portions que je savoure lentement, sans me resservir.*

❸ ***C'est servi sans couteau ni fourchette ?*** *Non merci. Je mangerai avec plaisir, mais à table.*

❹ ***C'est proposé « à volonté » ?*** *Ma volonté ne dépasse pas la taille de mon assiette.*

❺ ***C'est un gâteau/mousse au chocolat/plateau de fromages ?*** *Pourquoi pas ? Je n'en mange pas tous les jours, mais lorsque c'est le cas, je déguste avec cérémonie.*

❻ ***C'est à avaler sur le pouce, tout en discutant ?*** *Non merci, j'aime savourer en toute tranquillité.*

Elles ont la vie dure... Elles risquent de revenir au galop au moindre découragement, alors balayez-les de votre esprit une fois pour toutes.

1 Si j'enchaîne les semaines allégées sans phase de stabilisation, je mincirai plus vite

Non, votre organisme a besoin de temps pour s'habituer à son nouveau mode d'alimentation et puiser dans les réserves existantes. Si vous tentez d'aller plus vite, vous mincirez plus vite au départ, mais vous risquez de reprendre tous les kilos perdus très rapidement dès l'arrêt du régime.

2 Si je saute des repas, je mincirai plus

Votre organisme va au contraire se « venger » sur le repas suivant, ou provoquer une pulsion alimentaire en dehors des repas, et vous aurez du mal à modérer votre appétit. L'important est de suivre ce régime avec régularité.

3 Si je n'enlève pas totalement les féculents de mes repas, je ne mincirai pas

Les féculents font partie de notre alimentation. L'être humain a besoin de protéines, de glucides lents et de lipides pour être en bonne santé. On incrimine souvent les pâtes et le pain lorsque l'on grossit, sans tenir compte de deux paramètres : tout d'abord, c'est le plus souvent ce que l'on ajoute aux féculents qui fait grossir, bien plus que les féculents eux-mêmes, et deuxièmement, on ne fait pas la différence entre les féculents d'autrefois (le pain complet, les légumes secs...), qui sont riches en fibres et oligoéléments, lents à digérer, et le pain blanc ou de mie que l'on ingurgite rapidement et beaucoup plus fréquemment.

4 Les huiles vont me faire grossir

Certes, l'huile est une matière grasse, mais le fait d'ajouter une cuillerée à café d'huile d'olive dans une recette ne vous fera pas grossir. Les matières grasses cachées dans notre alimentation sont plus nombreuses et présentes en quantités bien plus importantes : lisez la composition d'un paquet de biscuits ou de pain de mie pour vous en convaincre.

5 Le fromage va me faire grossir

Une belle part de fromage en fin de repas ne peut pas être proposée dans le cadre d'un régime. En revanche, quelques miettes de fromage ajoutées ne représenteront pas un apport calorique important, rassurez-vous.

6 Si je goûte, je ne mincirai pas

On l'a vu, il y a goûter et goûter : si vous entamez le paquet de Prince® au chocolat de vos enfants, vous grossirez. Si vous respectez les aliments autorisés (fruits, fruits secs, pain complet), le goûter vous aidera à éviter les fringales de 18 heures, et donc à mincir. Une collation n'est pas un grignotage.

7 Le pain fait grossir

On a bien dit « pain ». C'est-à-dire un aliment composé de farine complète ou semi-complète, de levain naturel, de sel et d'eau. Vous serez calée avec une demi-tranche ! Mais la baguette légère dans laquelle vous croquez en rentrant du bureau est interdite dans le cadre de ce régime.

8 Dès que j'aurai achevé mon régime, je reprendrai du poids

Au fil de ce mois, vous allez, nous l'espérons, adopter peu à peu de nouveaux réflexes alimentaires. Si vous les appréciez, vous les conserverez, et non seulement vous ne reprendrez pas de poids, mais il y a de fortes chances pour que vous continuiez à en perdre. Le point fondamental sera en parallèle de bouger : monter les escaliers, descendre deux stations de métro avant votre point d'arrivée, prendre un vélo, marcher... Vous devez en fermant ce livre imaginer que c'est un changement de vie global qu'il vous faut : il vous faut réinventer votre quotidien.

résolution n° 14

– Je ne diabolise pas les aliments tels que le fromage ou le pain, mais je respecte les quantités demandées, et je les choisis de qualité.

– Je fais confiance à mon corps : je ne cherche pas à accélérer le rythme d'amaigrissement..

10 bonnes résolutions pour que mon corps et moi, ce soit pour toujours

Penser à ce que l'on mange fait mincir

S'imaginer en train de manger ferait mincir. Une étude a été menée dans ce sens à l'université de Pittsburg : on a proposé à un premier groupe de personnes de déguster du fromage et du chocolat, puis à un second simplement... d'y réfléchir. Le second groupe s'est ensuite vu proposer la même assiette alléchante. Ces personnes en ont consommé deux fois moins ou n'ont pas ressenti le besoin de se resservir !

Je m'aime, je me fais plaisir, je me cajole et je recherche un bien-être au naturel.

1 Je fais mes calculs

Je ne recherche pas un amaigrissement anormal par rapport à ma corpulence, simplement une perte de poids grâce à laquelle je me sentirai bien. Pour cela, je calcule mon IMC et mon poids idéal avant de débuter ce régime. J'apprends également à mesurer la circonférence abdominale, qui rend compte des graisses profondes. Mon tour de taille ne doit pas dépasser 88 cm si je suis une femme, 100 cm si je suis un homme.

2 Je ne modifie pas mon alimentation de façon aberrante au cours du régime

Je continue à manger de tout, je supprime simplement le superflu (sucreries, produits raffinés).

3 Mon retour à une alimentation moins stricte s'opère en douceur

Car j'ai rééquilibré mon organisme au cours du régime, au lieu de le déstabiliser.

4 Lorsque mon régime est achevé, je peux manger de tout

Mais je ne grignote pas, et je mange dans l'espace proposé par mon assiette, sans me resservir.

5 Après mon régime, je poursuis une activité physique régulière

Si je n'apprécie vraiment pas le sport, je peux simplement marcher et monter les escaliers au quotidien.

6 Lorsque je m'offre un dessert sucré, j'apprends à le savourer

Je mange lentement, pour en détailler toutes les saveurs.

7 Je prends mon temps

Manger est un plaisir, pas un remplissage.

8 Je pense à ce que je mange, pour décupler mon plaisir et le savourer davantage

Il a été prouvé que l'on absorbe des quantités bien moins importantes lorsque l'on est concentré sur son assiette. Par conséquent, je ne regarde pas la télé ou l'ordinateur, je n'envoie pas de SMS en mangeant...

9 J'ai repris un kilo ?

Je n'attends pas que d'autres s'installent : je réagis en reprenant mon programme allégé pendant un ou deux jours.

10 Je modifie définitivement ma façon de m'alimenter

Je sais que si j'opte pour des aliments simples, mon poids sera stabilisé, et il se peut même que la courbe des kilos continue de baisser après la fin de mon régime.

✔ *résolution n° 15*

Je sais qu'il faut que je modifie ma façon de me nourrir de façon définitive pour obtenir une perte de poids durable.

Mon plan d'attaque en 28 jours et 2 phases

Phase 1 : *2 semaines « légèreté » (jour 1 à jour 14)*

Il est possible d'alterner une semaine « légèreté » et une semaine de stabilisation, ou d'alterner un jour sur deux.

46 ☑ ***Jour 1***
50 ☑ ***Jour 2***
54 ☑ ***Jour 3***
58 ☑ ***Jour 4***
62 ☑ ***Jour 5***
66 ☑ ***Jour 6***
70 ☑ ***Jour 7***
74 ☑ ***Jour 8***
78 ☑ ***Jour 9***
82 ☑ ***Jour 10***
86 ☑ ***Jour 11***
90 ☑ ***Jour 12***
94 ☑ ***Jour 13***
98 ☑ ***Jour 14***

Phase 2 : *2 semaines de stabilisation (jour 15 à jour 28)*

Il est possible d'alterner une semaine « légèreté » et une semaine stabilisation, ou d'alterner un jour sur deux.

102 ☑ ***Jour 15***
106 ☑ ***Jour 16***
110 ☑ ***Jour 17***
114 ☑ ***Jour 18***
118 ☑ ***Jour 19***
122 ☑ ***Jour 20***
126 ☑ ***Jour 21***
130 ☑ ***Jour 22***
134 ☑ ***Jour 23***
138 ☑ ***Jour 24***
142 ☑ ***Jour 25***
156 ☑ ***Jour 26***
150 ☑ ***Jour 27***
154 ☑ ***Jour 28***

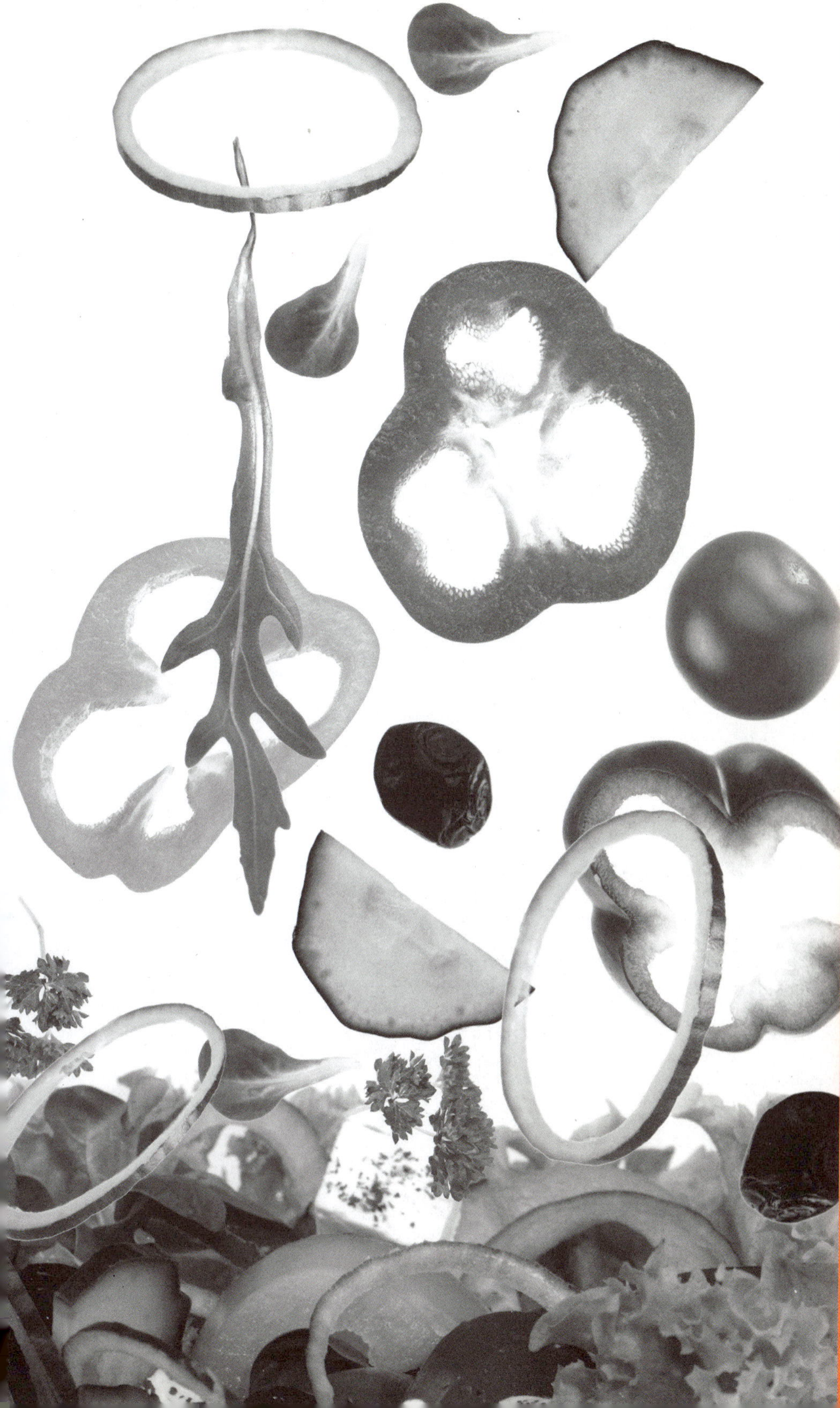

3 questions clés
avant de démarrer

1 Quel est mon IMC ?

Les initiales IMC signifient « indice de masse corporelle » : il s'agit d'un indice médical permettant de déterminer où votre poids se situe par rapport à l'ensemble de la population.
Le résultat « normal » pour la population occidentale, c'est-à-dire celui pour lequel les médecins ne s'inquiètent pas, se situe entre 18,5 et 24,9. On est donc dans la bonne moyenne si son IMC est autour de 22. Il s'agit d'un outil de comparaison qui ne doit en aucun cas être un diktat.

Pour le calculer, effectuez l'opération suivante :
votre poids en kg divisé par **votre taille en mètre, au carré.**

Exemple : 60 kg / 1,62 m x 1,62 m = 22,9

Mon poids : ....

Ma taille au carré : ....

Mon IMC : ....

Votre résultat est inférieur à 18,5.

Votre poids semble insuffisant. Un régime amaigrissant est contre-indiqué.
Privilégiez la qualité et faites-vous plaisir.

Votre résultat se situe entre 18,5 et 24,9.

Votre poids est normal. Vous vous sentiriez mieux avec 3 kg en moins ? Vérifiez votre tour de taille : on le mesure à mi-distance entre la dernière côte flottante et la partie supérieure de l'os iliaque ; grosso modo, cela correspond à la courbure en bas des reins. Il ne doit pas être supérieur à 88 cm si vous êtes une femme, et à 100 cm si vous êtes un homme.
Si celui-ci est plus important, vous pouvez entamer le programme tout en douceur, en veillant à bien équilibrer vos repas.

Votre résultat se situe entre 25 et 29,9.

Vous êtes en excès de poids. Ne dramatisez pas, mais cherchez à établir sur papier les raisons qui vous ont fait prendre du poids. Demandez conseil à une diététicienne ou à un médecin aguerri. Avoir pris 10 kg en 6 mois, ce n'est pas la même chose que d'avoir pris 10 kg en 30 ans.

Votre résultat se situe entre 30 et 34,9.

Cet indice est aussi appelé « obésité classe I ». Consultez votre médecin et faites-vous guider et accompagner au cours de votre régime. Le dépistage des complications médicales commence dès ce niveau d'obésité.

Votre résultat est au-delà de 35.

Il ne serait pas raisonnable d'entamer un régime sans le suivi strict d'un spécialiste. Consultez sans plus attendre : diabète, troubles coronariens importants, les maladies liées au surpoids (syndrome d'apnée du sommeil, arthrose des genoux et des hanches, problème de stérilité, cancers, etc.) doivent être prises en compte, et un programme adapté à votre cas particulier doit être mis en place.

2 Quel est mon poids idéal théorique ?

Le poids idéal tient compte de votre corpulence (rapport taille/poids) et vous donne le poids santé duquel vous pourriez vous rapprocher. Il s'agit de la formule de Lorentz. Pour le calculer, la marche à suivre est la suivante :

1. Notez votre taille actuelle en cm : .165.

2. Soustrayez 100 à ce chiffre : .100. . (ma taille en cm) – 100

3. Notez ici le résultat : .65. .

4. Reprenez votre taille en cm, soustrayez 150, puis divisez-la par 2,5 : 6
. . 6 . . . (ma taille en cm) / 2,5 = 2,4 . .

5. Reprenez à présent le résultat de l'étape 3 et soustrayez à celui-ci le résultat de l'étape 4.
étape 3 – étape 4 = . 62,600

6. Vous obtenez votre poids idéal : .59. kg

Exemple : je mesure 1,70 m.

Mon poids idéal sera : 170 – 100 = 70

170 – 150 = 20 divisé par 2,5 = 8

70 – 8 = 62 kg

Le résultat est bien entendu à nuancer.

Si vous êtes à + ou – 5 kg de ce résultat, vous vous rapprochez du poids théorique.

Si en revanche vous dépassez de plus de 5 kg le résultat que vous venez de trouver, vous avez un peu d'embonpoint. Au-delà de 10 kg, consultez un médecin.

Remarque : si vous êtes un homme, divisez par 4 au lieu de 2,5.

3 Combien de semaines de régime vais-je devoir suivre ?

Chaque organisme est différent, et plus vous avez de kilos à perdre, plus la perte de poids sera importante et rapide (vous perdez en priorité de l'eau et du muscle, et en dernier du gras). Pour une perte de poids modérée (environ 4 kg) comptez raisonnablement 2 kg par mois, soit 4 semaines, en suivant le régime.

- ☑ Je note ici le nombre de kilos que je souhaite perdre : . . . .
- ☑ J'indique ici le nombre de semaines de régime qui seront nécessaires : . . . .
- ☑ J'indique ici le poids que j'ai conservé le plus longtemps dans ma vie sans faire de régime et sans avoir fumé : . . . .

Jour 1
Les menus de ma journée

Matin

1 fruit frais selon la saison : kiwi, orange, mandarine, kaki, fraises, pêche, 6 cerises…

50 g de muesli sans sucre avec du fromage blanc à 0 % ou 20 %, ou du lait frais

2 abricots secs

1 boisson chaude sans sucre : thé vert, tisane ou café léger

Midi

Entrée

Crudités (carottes râpées, petite salade verte avec un filet de vinaigre balsamique, par exemple)

Plat

Poisson + légumes

Céréales complètes, sinon 1 tranche de pain complet

1 thé ou 1 café

1 carré de chocolat noir

Goûter

1 fruit de saison

1 yaourt nature

1 galette de riz soufflé

Soir

Petite soupe de légumes ou petite salade verte avec un filet de vinaigre balsamique

Cake du potager

Infusion : tilleul, verveine, camomille, fleur d'oranger…

ma to-do list de courses

Muesli bio sans sucres ajoutés
Abricots secs
Fruits de saison
Pain complet chez mon boulanger
Galettes de riz
Salade verte
Macédoine de légumes surgelée
Soupe bio sans adjonction surgelée
Olives
Tapioca
Cantal
Jambon blanc
Tisane de tilleul
Thé vert

La recette du jour :
Le cake du potager

Temps de préparation
15 mn

Temps de cuisson
20 mn au four à 180 °C

Ustensiles nécessaires
Une petite poêle
Un bol
Un moule à cake

Ingrédients
100 à 130 g de macédoine de légumes, de préférence en bocal de verre
8 à 10 olives noires émincées
2 cuillerées à café de tapioca
2 cuillerées à café de farine (de préférence semi-complète)
1 œuf
Sel, curry, origan et basilic selon votre goût
Une petite portion de fromage de bonne qualité et au goût bien marqué (cela permet d'en utiliser moins) ou quelques miettes de jambon blanc
Un soupçon d'huile d'olive sur un essuie-tout
2 cuillerées à café d'huile d'olive

La recette en 6 étapes

1. Rincez la macédoine à l'eau claire et huilez légèrement votre moule à cake à l'aide de l'essuie-tout. Faites préchauffer votre four à 220 °C(th. 7/8).
2. Dans le bol, diluez avec très peu d'eau la farine, ajoutez une cuillerée à café d'huile d'olive, l'œuf, puis mélangez et assaisonnez.
3. Dans la poêle, faites revenir légèrement les olives émincées et la macédoine avec les épices.
4. Ajoutez de l'eau de façon à recouvrir les légumes et délayez le tapioca doucement dans le mélange. Laissez gonfler à feu très doux pendant une minute à peine.
5. Hors du feu, lorsque le contenu de la poêle a un peu tiédi, mélangez le contenu du bol et de la poêle, et versez dans le moule à cake.
6. Enfournez et laissez cuire pendant 20 mn.

Le cake peut se consommer froid ou réchauffé.

astuce !

... gain de temps

Pas le temps de déjeuner au bureau ? Emportez une part de cake et complétez votre repas avec quelques fruits secs.

9 parades
si j'ai trop faim

Claire, 32 ans

“Je ne sors jamais sans ma bouteille d'eau ! Dès que je sens que je vais craquer, je bois en comptant jusqu'à 15. Et pour donner un peu plus de goût à ma boisson, j'y ajoute un jus de citron.”

Armez-vous de courage : la faim se fait en général sentir au cours de la première semaine, tandis que l'estomac se rétrécit peu à peu. Tenez bon ! La deuxième semaine sera moins difficile.

1 Évitez les sucres rapides

Lorsque l'on consomme un aliment sucré, il est assimilé très rapidement par l'organisme, ce qui nous donne un coup de fouet momentané, mais bref... Ensuite, notre corps en redemande.

2 Mangez sucré en fin de repas

Les sucres rapides présents dans votre plat sucré seront mêlés au reste du repas, ce qui ralentira son assimilation, et par conséquent évitera la sensation de fringale qui suit habituellement les grignotages sucrés.

3 Consommez des fibres

Elles permettent d'améliorer votre transit, ce qui est important au cours d'un régime. Mais elles ont également la propriété de gonfler dans l'organisme et de procurer une agréable sensation de satiété. Le son d'avoine est plus doux que le son de blé, car il est plus riche en mucilages.

4 Optez pour des coupe-faim naturels

Les substances riches en mucilages, comme le son d'avoine, sont sans danger pour l'organisme. Vous pouvez aussi vous procurer de la farine de konjac, une algue coupe-faim, de la pectine de pomme ou de la gomme de guar. Pour ces trois plantes, ouvrez les gélules et mélangez le contenu à un grand verre d'eau. Celles-ci ont la capacité d'absorber plusieurs fois leur volume en eau et de gonfler dans l'estomac.

5 Sortez marcher au grand air

Ne tournez pas autour du réfrigérateur comme un ours autour d'un pot de miel. Une petite marche peut vous permettre d'oublier que votre ventre crie famine.

6 Consommez une boisson chaude

Une tisane réconfortante ou un thé naturellement parfumé peuvent vous permettre de passer le cap.

7 Dormez !

Le manque de sommeil est l'ennemi numéro 1 des régimes : lorsque l'on est fatigué, on a souvent envie de manger plus pour réveiller son organisme et lui donner des forces, alors qu'une couette est le seul véritable remède au manque de sommeil. Dormez au moins 6 h 30, et avant minuit de préférence, afin d'éviter le grignotage intempestif fatal devant la télévision.

8 Videz vos placards

Si votre paquet de biscuits préférés vous fait des clins d'œil dès que vous pointez votre nez dans la cuisine, vous ne tiendrez pas le choc. Vous avez des enfants ? Faites provision de ces fameux gâteaux qu'ils adorent et que vous détestez !

9 Jetez les emballages

Placez plutôt vos aliments dans des conditionnements moins tentants, type boîte en fer, Tupperware®, etc.

☑ *mon* carnet alimentaire

Chaque jour, je note (sans rien oublier !) le contenu de mes repas.

Petit déjeuner

....

....

Collation à 10 heures

....

....

Déjeuner

....

....

Goûter

....

....

Dîner

....

....

Mes grignotages

....

Mes craquages

....

Heure : .... Aliment : ....

Mes fringales :

Heure : ....

Je mourais d'envie de manger parce que : ....

Au lieu de craquer, j'aurais pu faire :

....

Mon état d'esprit au moment où j'avais très envie de manger :

....

Jour 2
Les menus de ma journée

Matin

1 fruit frais selon la saison : kiwi, orange, mandarine, kaki, fraises, pêche, 6 cerises…

2 tranches de pain complet avec une petite portion de beurre fermier au lait cru

4 pruneaux

1 boisson chaude sans sucre : thé vert, tisane ou café léger

Midi

Plat

Viande blanche + légumes

Céréales complètes, sinon 2 galettes de riz soufflé

Dessert

1 fruit de saison

Thé ou café

2 carrés de chocolat noir

Goûter

Jus d'oranges pressées avec 2 cuillerées à soupe de son d'avoine

Thé vert

6 amandes à croquer

Soir

Salade Arlequin

1 tranche de pain complet ou 2 Wasa

Infusion tilleul, verveine, camomille ou rooibos vanille

ma to-do list de courses

Fruits de saison
Pain complet chez mon boulanger
Galettes de riz soufflé
Pruneaux
Beurre frais
Coquillettes
Brocolis
Tomates cerises
Gorgonzola
Citron
Son d'avoine
Amandes

La recette du jour : *Salade Arlequin*

Temps de préparation

Se prépare à l'avance : 20 à 25 mn la veille

3 mn au moment de servir

Ustensiles nécessaires

Deux casseroles

Un saladier

Un bol

Un fouet ou un minirobot

Ingrédients

2 poignées de coquillettes (40 g par personne)

4 ou 5 bouquets de brocolis

1 tomate à éplucher et à découper au dernier moment ou 2 à 3 tomates cerises

1 portion de gorgonzola

Pour la vinaigrette :

½ citron

1 cuillerée à soupe de vinaigre balsamique de Modène

1 cuillerée à soupe d'huile d'olive

1 cuillerée à café de moutarde

Quelques feuilles de basilic fraîchement coupées, ou séchées

2 cuillerées à café de son d'avoine

Ne pas ajouter de sel dans la vinaigrette (présence de moutarde)

La recette en 8 étapes

1. Dans une casserole, faites cuire les coquillettes selon le temps indiqué sur le paquet (environ 8 à 15 mn).
2. Égouttez-les.
3. Dans la seconde casserole, faites cuire les brocolis pendant 4 à 5 mn à partir du moment où l'eau se met à bouillir. Égouttez-les.
4. Laissez refroidir les coquillettes et les brocolis.
5. Placez-les au réfrigérateur.
6. Pendant ce temps, préparez la vinaigrette : placez dans le bol l'huile d'olive, le vinaigre balsamique, le basilic, la moutarde, le citron pressé ainsi que les cuillerées de son d'avoine. Battez à l'aide du fouet et placez le tout au réfrigérateur.
7. Au moment de servir, épluchez et découpez la tomate ou les tomates cerises.
8. Dans un saladier, mélangez les coquillettes, les brocolis et les morceaux de tomates. Ajoutez le gorgonzola émietté ainsi que la vinaigrette.

astuce !

... légèreté

Pas la peine de mettre beaucoup de fromage : plus vous le coupez en petits morceaux et plus votre salade sera savoureuse.

8 astuces
à tester si j'ai envie de sucré

Zinc/nickel/cobalt : le secret minceur

2 ampoules

le matin à jeun peuvent vous permettre d'apaiser votre envie de sucré de la journée.

Retenez l'adage suivant : le sucre appelle le sucre. Moins vous en consommez et moins vous en aurez envie. Plus vous en consommez et plus votre organisme en réclamera.

1 Autorisez-vous un goûter sucré au sirop d'agave

Le sirop d'agave présente un indice glycémique très bas, il est même autorisé pour certains diabétiques dans le cadre d'un régime alimentaire strict et précis. Si vraiment vous avez un besoin de sucré très fort, sucrez avec ce sirop plutôt qu'avec un sucre blanc raffiné qui entraînera des fringales. Mais attention, cela ne doit pas devenir une habitude, ni une option grignotage.

2 Mangez votre dessert en fin de repas

Si vous craquez, préférez un apport sucré en fin de repas, car un apport de sucre à jeun va calmer votre envie de sucré sur le moment, puis l'accentuer après une heure ou deux. N'en abusez pas cependant, l'idéal étant de ne pas dépasser un dessert par semaine en phase « légèreté », deux en phase de stabilisation. Et si vous craquez pour le chocolat, choisissez-le noir. Achetez-le en petits carrés uniques, afin de ne pas craquer et de manger la tablette entière.

3 Limitez la caféine

Si vous consommez trop de café, la caféine peut induire une envie de sucré. Essayez de limiter votre consommation ou de la remplacer en partie par du thé : le thé contient également de la caféine, mais celle-ci passe dans le sang beaucoup plus lentement et permet d'éviter les sensations de fringales dues au café.

4 Faites une pause plaisir

Inutile de rendre le régime plus strict qu'il ne l'est sous prétexte de gagner du temps et de perdre vos kilos plus vite. Ne faites pas l'impasse sur la pause plaisir de la semaine et offrez-vous un dessert. Si vous n'appréciez pas les « gros gâteaux », remplacez une grosse pause par deux petites, par exemple deux cafés gourmands.

5 Ne vous laissez pas tenter !

Si vous adorez le Nutella®, si vous ne pouvez pas résister au chocolat au lait, ne les laissez pas traîner dans vos placards. Si vous avez des enfants et que vous ne souhaitez pas les priver, remplacez ces produits par d'autres que vous appréciez moins : par exemple le chocolat noir, la confiture de lait... À vous de trouver ce qu'ils aiment et vous pas !

6 Dormez

Lorsque l'on est fatigué, on a envie de sucré car on recherche un coup de booster. Le sucre va au contraire accentuer votre fatigue. Couchez-vous le plus tôt possible, reposez-vous.

7 Repérez le moment critique

C'est à 18 heures que vous craquez toujours ? Devancez votre envie et offrez-vous une collation avant l'instant critique, de façon à apaiser votre faim.

8 Offrez-vous douceur et réconfort

Une envie de sucré est très souvent liée à un moment de stress. Offrez-vous une pause plaisir : passez devant une vitrine qui vous plaît, soufflez, feuilletez un magazine : le linge à étendre peut bien attendre 5 minutes. Ou bien faites-vous masser ! C'est excellent pour se détendre. Vous pouvez aussi miser sur le yoga, le taï chi chuan, le qi gong. Ou encore, repassez-vous la chanson d'Henri Salvador : « Ah, ce qu'on est bien quand on est dans son bain, on fait des grosses bulles... » et... prenez un bain ou une douche !

☑ *mon* carnet alimentaire

Chaque jour, je note (sans rien oublier !) le contenu de mes repas.

Petit déjeuner

....

....

Collation à 10 heures

....

....

Déjeuner

....

....

Goûter

....

....

Dîner

....

....

Mes grignotages

....

Mes craquages

....

Heure : .... Aliment : ....

Mes fringales :

Heure : ....

Je mourais d'envie de manger parce que : ....

Au lieu de craquer, j'aurais pu faire :

....

Mon état d'esprit au moment où j'avais très envie de manger :

....

Jour 3
Les menus de ma journée

Matin

1 fruit frais selon la saison : kiwi, orange, mandarine, kaki, fraises, pêche, 6 cerises…

2 Weetabix® avec du lait frais et 2 cuillerées à café de miel

2 figues sèches

1 boisson chaude sans sucre : thé vert, tisane ou café léger

Midi

Plat

Grande salade composée de crudités (sauce à part)

1 tranche de pain complet

Dessert

1 yaourt avec une pointe de miel

Goûter

1 fruit de saison

4 pruneaux

1 thé vert ou rooibos

Soir

Apple success

1 tisane ou rooibos

ma to-do list de courses

Weetabix®
Figues sèches
Fruits de saison
Pain complet
Pruneaux
Pommes
Huile de noisette
Cantal ou fromage sec
Biscottes complètes

La recette du jour : *Apple success*

Temps de préparation
8 à 9 mn

Temps de cuisson
4 mn

Ustensiles nécessaires
Une assiette
Une petite poêle avec un couvercle

Ingrédients
1 pomme et demie ou 2, selon la taille
1 larme d'huile de noisette ou une pointe de beurre
1 cuillerée à soupe de chapelure maison
1 cuillerée à soupe de fromage émietté de votre choix (fromage sec type cantal)
1 soupçon de sel

La recette en 6 étapes

1. Dans l'assiette, préparez la chapelure : écrasez une biscotte à la farine complète à l'aide d'un verre.
2. Ajoutez le fromage émietté.
3. Épluchez et découpez la pomme comme si vous alliez préparer une tarte. Vous pouvez aussi utiliser votre épluche-pomme et couper les rondelles obtenues en deux.
4. Placez la pomme dans la poêle avec une larme d'huile de noisette ou une pointe de beurre. Couvrez.
5. Faites cuire la pomme à feu doux quelques minutes en couvrant jusqu'à ce qu'elle soit moelleuse sans vraiment cuire (attention, si vous utilisez du beurre, ne le faites surtout pas noircir, il doit rester blanc).
6. Hors du feu, ajoutez le fromage et la chapelure, et mélangez. Consommez aussitôt.

astuce !

... légèreté

Pensez à accorder une place privilégiée à la pomme dans vos repas car elle rassasie, elle a du goût et elle donne de la consistance à une recette avec très peu de calories et accepte parfaitement les saveurs salées.

8 trucs
à tenter si j'ai envie de salé

C'est moi qui reçois

❶ ***Videz vos placards des biscuits apéritifs***
Ne placez pas les tentations sous votre nez en permanence ! Proposez à vos convives de petites tranches de jambon fines ou en dés, des légumes à la croque, des tomates cerises... Les filles seront ravies de ne pas avoir à faire un écart !

❷ ***Confectionnez des sauces blanches au yaourt/cumin/ciboulette***
Vous pouvez tartiner ce mélange sur un petit morceau de pain ou y tremper vos légumes crus. Le cumin apaisera vos papilles.

Nos envies de salé sont malheureusement souvent grasses : charcuterie, fromages, gâteaux apéritifs... Voici des astuces pour éviter les pièges et ne pas craquer.

1 Pensez Herbamare®

L'Herbamare® est une préparation à base de sel marin et d'épices qui vous permet d'apprécier la saveur salée sans abuser du sel.

2 Misez sur les épices

Curry, colombo, piment léger : plus vous assaisonnez vos plats, moins vous aurez la sensation de manger « fade » et donc d'avoir envie de salé.

3 Évitez le sucré

Lorsque l'on fait un excès de sucré, notre organisme a très souvent envie de produits très salés pour compenser. Pour éviter le cercle vicieux gâteaux-fromage-bonbons-charcuterie, enlevez le sucré.

4 Misez sur les cornichons

Les cornichons, très hauts en saveur, ont aussi la particularité d'être croquants. Vos papilles sont donc ravies. Si vous les appréciez, pensez à en disposer quelques-uns sur le bord de votre assiette pour les savourer au cours du repas.

5 Préparez-vous un bouillon

Faites bouillir de l'eau et ajoutez un demi-cube de bouillon de volaille ou de légumes dégraissé, un peu d'Herbamare® et de poivre, buvez bien chaud. La préparation va vous réconforter.

6 Optez pour le jambon blanc

Vous avez envie de viande et de charcuterie ? Misez sur le jambon blanc (en privilégiant le jambon allégé en sel – 25 %), le jambon de dinde ou de poulet mais fuyez les pâtés !

7 Redécouvrez l'œuf dur

Envie d'un énorme morceau de fromage ? Faites-vous cuire un œuf ! La sensation de satiété sera longue et durable, et l'apport calorique bien plus négligeable.

8 Râpez du fromage

S'il vous faut absolument un morceau de cantal, râpez-le et dégustez-le avec une tranche de pain complet, vous en mangerez beaucoup moins.

☑ *mon* carnet alimentaire

Chaque jour, je note (sans rien oublier !) le contenu de mes repas.

Petit déjeuner

....

....

Collation à 10 heures

....

....

Déjeuner

....

....

Goûter

....

....

Dîner

....

....

Mes grignotages

....

Mes craquages

....

Heure : .... Aliment : ....

Mes fringales :

Heure : ....

Je mourais d'envie de manger parce que : ....

Au lieu de craquer, j'aurais pu faire :

....

Mon état d'esprit au moment où j'avais très envie de manger :

....

Jour 4
Les menus de ma journée

Matin

1 fruit frais selon la saison : kiwi, orange, mandarine, kaki, fraises, pêche, 6 cerises…

½ bol de corn-flakes complets bio, sans sucre avec du fromage blanc à 0 % ou 20 %, ou du lait frais

1 poignée d'amandes

1 boisson chaude sans sucre : thé vert, tisane ou café léger

Midi

Entrée

Crudités (pamplemousse, tranche de melon, tomate, par exemple)

Plat

Poisson + légumes

Céréales complètes, sinon 1 tranche de pain complet

1 thé ou café

1 carré de chocolat noir

Goûter

1 fruit de saison

1 yaourt nature avec 2 cuillerées à soupe de son d'avoine

1 thé vert ou rooibos

Soir

Flan au concombre

1 infusion ou rooibos

☑ ma to-do list de courses

Amandes
Pain complet
Fruits de saison
Corn-flakes complets bio
Fromage blanc à 0 % ou 20 %
Pommes de terre
Concombre
Lait écrémé en poudre
Noisettes
Yaourt nature

La recette du jour : *Flan au concombre*

Temps de préparation
15 à 20 mn

Temps de cuisson
1 h à four chaud (180 °C)

Ustensiles nécessaires
Un couteau aiguisé
Un plat en Pyrex® avec couvercle ou un plat en fonte
Deux assiettes

Ingrédients
1 pomme de terre
1 concombre
2 cuillerées à soupe d'huile d'olive
3 cuillerées à soupe de lait écrémé
Épices : curry, gingembre, basilic, sel

La recette en 8 étapes

1. Épluchez la pomme de terre et le concombre. Inutile de l'épépiner, après cuisson, les pépins ne sont pas perceptibles lors de la consommation.
2. Coupez la pomme de terre en lamelles extrêmement fines pour qu'elle absorbe bien le jus du concombre.
3. Coupez le concombre également en fines rondelles.
4. Huilez votre plat en Pyrex® et disposez-y une couche de rondelles de concombre.
5. Réalisez une seconde couche avec les lamelles de pomme de terre, puis poursuivez en alternant concombre-pomme de terre.
6. Achevez par une couche de concombre.
7. Dans le bol, versez le lait et diluez l'assaisonnement prévu. Répandez le tout sur la préparation.
8. Placez dans le four et laissez cuire 1 heure à 180 °C.

astuce !

... gourmande

Au moment de servir, saupoudrez quelques miettes de fromage au lait cru sur le dessus de la préparation. D'une façon générale, évitez de faire cuire le fromage.

7 tactiques
pour m'empêcher de grignoter

Julie,
42 ans

"J'ai mis sur le frigo une feuille colorée avec écrit dessus : « Pas un repas sans couteau ni fourchette ! » Ne consommez rien en étant debout devant un placard. Installez-vous à table, avec un couteau et une fourchette. Vous éliminerez ainsi toutes les gourmandises prises à la va-vite entre deux portes."

Si vous grignotez, pensez à noter avec précision sur votre carnet alimentaire l'ensemble des aliments consommés.

1 Videz vos placards

Si vos placards sont remplis de biscuits, bouchées chocolatées, et si votre frigo regorge d'Apéricube®, vous n'allez pas y arriver : éliminez d'emblée tout ce qui est trop tentant et trop facile à manger.

2 Ne cuisinez pas le ventre vide

Préparez par exemple le repas du soir après le repas du... soir. Le lendemain, vous aurez le plaisir de passer rapidement à table car vous n'aurez plus qu'à faire réchauffer ce que vous aurez préparé. Vous éviterez ainsi les grignotages intempestifs du retour à la maison.
Et si vous cuisinez le ventre plein, vous évitez également le grignotage dû tout simplement à la faim !

3 Brossez-vous les dents

Le fait de se brosser les dents invite à conserver une bouche propre et fraîche, qui incite à ne pas grignoter.

4 Sortez faire un tour

Si une envie de grignoter vous surprend en plein après-midi, notamment après un petit coup de stress, n'hésitez pas à faire une pause dans votre travail et sortez faire le tour du pâté de maisons : le grand air permet de calmer bien des envies.

5 Remplissez vos journées

On grignote parfois lorsque l'on est désœuvré à la maison. Prévoyez un emploi du temps riche en plaisirs : sorties au cinéma, thé avec des amis, DVD au coin du feu...

6 Pensez à la pause

Si c'est au contraire au bureau que vous grignotez pour tromper l'ennui, videz vos tiroirs et offrez-vous une véritable pause dans l'après-midi, entre deux dossiers rébarbatifs.

7 Assumez !

Vous avez craqué ? Ce n'est pas si grave : l'équilibre alimentaire de votre régime s'opère sur une semaine et non pas sur une journée. En revanche, profitez-en et dégustez votre dessert avec lenteur et délectation.
La culpabilité est le plus grand ennemi de votre ligne. Ne mangez pas à la va-vite comme un voleur, prenez votre temps !

☑ *mon* carnet alimentaire

Chaque jour, je note (sans rien oublier !) le contenu de mes repas.

Petit déjeuner

....

....

Collation à 10 heures

....

....

Déjeuner

....

....

Goûter

....

....

Dîner

....

....

Mes grignotages

....

Mes craquages

....

Heure : .... Aliment : ....

Mes fringales :

Heure : ....
Je mourais d'envie de manger parce que : ....
Au lieu de craquer, j'aurais pu faire :
....
Mon état d'esprit au moment où j'avais très envie de manger :
....

Jour 5
Les menus de ma journée

Matin

1 crème Budwig : avec votre moulin à café, mixez 1 cuillerée à café de graines de lin, de tournesol, de courge, d'amandes ou de noisettes. Mixez aussi 2 cuillerées à café de graines au choix : sarrasin, quinoa. Mélangez le tout avec 1 yaourt et ajoutez 1/2 banane écrasée bien mûre, le jus de 1/2 citron et quelques morceaux de fruits de saison.

1 boisson chaude sans sucre : thé vert, tisane ou café léger

Midi

Entrée

Crudités (carottes râpées, petite salade verte avec la sauce à part, par exemple)

Plat

Poisson + légumes

Céréales complètes, sinon 1 tranche de pain complet

1 thé ou 1 café

1 carré de chocolat noir

Goûter

1 fruit de saison

1 yaourt nature

1 galette de riz soufflé

Soir

Haricots verts saisis

1 tisane ou rooibos

ma to-do list de courses

Banane
Graines de lin
Noisettes
Citron
Huile de colza
Yaourt nature
Graines de sarrasin
Haricots verts
Oignons
Œufs
Jambon blanc

La recette du jour :
Haricots verts saisis

Temps de préparation
4 mn

Temps de cuisson
15 mn

Ustensiles nécessaires
Un wok
Un couvercle

Ingrédients
1 cuillerée à soupe d'huile d'olive
1 petit oignon
1 œuf dur
1 pointe de moutarde
1 tranche de jambon blanc émincé
4 cuillerées à café de concentré de jus de tomate
Sel, poivre, thym ou herbes de Provence, estragon
Haricots verts, de préférence en bocal de verre (conserve de 400 g, 220 g égouttés)

La recette en 7 étapes

1. Rincez les haricots et égouttez-les.
2. Dans le wok, placez l'huile d'olive, l'oignon émincé, les petits morceaux de jambon, ainsi que la moutarde. Faites légèrement revenir pendant 2 mn. L'oignon doit « transpirer », mais pas noircir.
3. Jetez dans le wok les haricots égouttés.
4. Ajoutez l'assaisonnement (sel, épices, concentré de tomate).
5. Laissez mijoter avec le couvercle environ 10 minutes à feu moyen, remuez de temps à autre.
6. Étape importante : en fin de cuisson, augmentez la température pour que la préparation diminue et soit légèrement saisie. Surveillez en tournant de temps en temps. La tomate va changer de couleur.
7. Servez chaud et ajoutez l'œuf dur émietté au moment de servir.

astuce !

... gourmande

En phase de stabilisation, il est possible de remplacer la tranche de jambon blanc par 7 ou 8 lardons.

8 trucs
pour suivre mon régime
à la brasserie

Laure,
69 ans

“Mon truc à moi, quand je retrouve des amis au restaurant, c’est de manger une galette de riz soufflé avant le repas, comme ça, je ne suis pas tentée par le plat le plus calorique, ça me cale. Si je n’en ai plus, un œuf dur, ça marche très bien aussi !”

Ne vous privez pas d’un bon moment au restaurant avec vos amis sous prétexte que vous êtes au régime ; il est tout à fait possible de le poursuivre sans déroger aux règles de base.

1 J’évite les féculents

À la brasserie du coin, le choix des féculents est généralement restreint. On vous propose le plus souvent des frites (trop grasses), du riz (trop blanc), ou des pommes de terre sautées... Il est donc recommandé de les éviter.

2 Je me méfie des grandes salades composées

Le terme « salade » donne une impression de légèreté, mais attention à ce que celle-ci contient : méfiez-vous de l’Auvergnate avec ses immenses tranches de cantal ou de jambon cru, ou de celle proposée avec sa macédoine riche en mayonnaise. Lisez attentivement le détail de la carte et optez pour une salade qui contient quasi exclusivement... de la salade et des crudités. Demandez la sauce à part.

3 J’opte pour un plat avec des légumes

Un plat principal composé de protéines (viande ou poisson) et de légumes verts est de loin le moins risqué pour votre régime. Quasiment toutes les brasseries proposent des haricots verts et un cabillaud, ou un blanc de poulet.

4 Je fuis le pain

À moins d'être dans un restaurant un peu chic qui mise sur des produits de qualité, on vous proposera le plus souvent une baguette ultra légère et ultra blanche en guise de pain. Vous allez être tentée de vous jeter sur la panière. La consigne est donc très simple : n'y touchez pas !

5 Je bois de l'eau

En attendant votre plat, commandez une eau minérale ou pétillante que vous siroterez en attendant votre plat. En phase de stabilisation, vous pouvez vous offrir le luxe, de temps à autre, d'un verre de vin.

6 J'opte pour un café en dessert

Le café, le déca ou le thé sont généralement servis avec un carré de chocolat. Savourez-le en le laissant fondre sur la langue. Le fait de prendre un café présente également l'avantage, si vos amis prennent un dessert, de ne pas vous retrouver à les regarder manger... De temps à autre, en phase de stabilisation, offrez-vous un café gourmand.

7 Je n'oublie pas le pain complet

Ne vous contentez pas de votre viande avec légumes verts, vous auriez faim très vite après le repas. De retour au bureau ou à la maison, je croque dans une tranche de pain complet ou dans une galette de riz complet soufflé ou de pain complet pour avoir ma ration de féculents.

8 Je mange lentement...

... Et je parle ! Souvenez-vous que la sensation de satiété survient au bout de 20 minutes. Savourez, posez vos couverts, et prenez part à la conversation.

☑ *mon* carnet alimentaire

Chaque jour, je note (sans rien oublier !) le contenu de mes repas.

Petit déjeuner

....

....

Collation à 10 heures

....

....

Déjeuner

....

....

Goûter

....

....

Dîner

....

....

Mes grignotages

....

Mes craquages

....

Heure : .... Aliment : ....

Mes fringales :

Heure : ....

Je mourais d'envie de manger parce que : ....

Au lieu de craquer, j'aurais pu faire :

....

Mon état d'esprit au moment où j'avais très envie de manger :

....

Jour 6

Les menus de ma journée

Matin

1 fruit frais selon la saison : kiwi, orange, mandarine, kaki, fraises, pêche, 6 cerises...

50 g de muesli sans sucre avec du fromage blanc à 0 % ou à 20 % ou du lait frais

2 abricots secs

1 boisson chaude sans sucre : thé vert, tisane ou café léger

Midi

Plat

Viande blanche + légumes

Céréales complètes, sinon 2 galettes de riz soufflé

Dessert

1 fruit de saison

1 thé ou café

2 carrés de chocolat noir

Goûter

Jus d'oranges pressées avec 2 cuillerées à soupe de son d'avoine

1 thé vert

6 amandes à croquer

Soir

Pommes de terre façon crétoise

Tisane ou rooibos

ma to-do list de courses

Abricots secs
Fruits de saison
Muesli bio sans sucre ajouté
Fromage blanc à 0 % ou à 20 %
Poivrons
Galettes de riz soufflé
Pommes de terre
Huile de noix

La recette du jour :
Pommes de terre façon crétoise

Temps de préparation
10 à 15 mn, si les poivrons ont été préalablement grillés

Ustensiles nécessaires
Une casserole
Une assiette
Un bol pour le bain-marie

Ingrédients
2 pommes de terre
Sel, poivre, aromates : herbes de Provence, basilic, romarin, origan
Lamelles d'un poivron préalablement grillé
3 olives noires dénoyautées et émincées
Huile d'olive et huile de noix

La recette en 7 étapes

1. Épluchez les pommes de terre et lavez-les.
2. Coupez-les en très petits dés (de la taille de 2 à 3 pois maximum).
3. Placez-les dans une casserole avec l'assaisonnement et recouvrez-les avec un peu d'eau. Ajoutez généreusement les épices.
4. Faites-les cuire ; la cuisson sera rapide si vous avez coupé les pommes de terre en petits morceaux : environ 5 mn. Vérifiez la cuisson avec la pointe d'un couteau.
5. Dans le bol, mélangez 1 cuillerée à café d'huile d'olive et 1 cuillerée d'huile de noix, placez-y le poivron préalablement grillé, assaisonnez à nouveau et ajoutez les olives émincées. Faites chauffer au bain-marie.
6. Égouttez les pommes de terre et placez-les dans l'assiette.
7. Dispersez le poivron sur les pommes de terre et versez le reste de l'huile chaude aromatisée. Consommez immédiatement.

astuce !

... gain de temps

- Utilisez des poivrons émincés surgelés. Une fois grillés, il est également possible de faire chauffer le mélange poivron-huile rapidement au micro-ondes.
- Vous pouvez remplacer les pommes de terre par du riz. S'il vous en reste de déjà cuit, la recette est extrêmement rapide à réaliser.

8 astuces pour ne pas grossir au fast-food

Aline,
44 ans

“Quand j’ai envie de fast food, je choisis le menu crudités : des potatoes, une petite crudité salade, sans la sauce ou avec un sachet de sauce vinaigrette allégée, un yaourt nature ou aux fruits ou un fromage blanc ou une salade de fruits frais et une eau minérale. Tout ça pour 700 à 800 kcal !”

Attention : cette liste n’est pas destinée à vous inciter à vous rendre au fast-food ! Elle permet seulement de sauver les meubles en cas extrême, si vous n’avez pas d’autre solution à l’horizon...

1 N’en faites pas une habitude...

La plupart des personnes qui vont au fast-food affirment qu’elles s’y rendent « une fois en passant » ou exceptionnellement. Si vous croquez dans un hamburger une fois par semaine, ce n’est pas « une fois en passant », c’est une habitude. Souvenez-vous que votre équilibre alimentaire s’opère sur une semaine. « Exceptionnel » doit rester « exceptionnel », et ce particulièrement dans le cadre d’un régime.

2 Fuyez les frites

Elles sont grasses et salées. Et en plus, elles ne sont pas bonnes : dans la plupart des fast-foods, on vous propose en guise de frites une purée déshydratée reconstituée trempée dans l’huile : on est bien loin de la saveur des frites maison.

3 Oubliez les sodas

Light ou non, ils sont interdits dans le cadre de notre régime, car ils induisent une envie de sucré. Un soda *light* une fois par semaine est autorisé.

4 Zappez les hamburgers

Ils sont gras, salés et sucrés. Oubliez ! (Faits maison, ils seront autorisés après votre régime !)

5 Optez pour une salade sans la sauce

Au fast-food, les salades sont présentées avec la sauce à part. C'est une chance : la salade est peu calorique, mais la sauce contient à peu près autant de sucres et de mauvaises graisses qu'un hamburger.

6 Prenez des *potatoes*

Les *potatoes* ne sont pas une panacée en matière de diététique, mais elles peuvent vous permettre de donner du goût à votre salade dépourvue de sauce... Découpez-les en quelques morceaux et mélangez avec la salade. Attention : ne choisissez pas une grosse boîte de *potatoes*... limitez-vous à 5 !

7 Choisissez un fruit ou une compote en dessert

Vous allez avoir faim car vous n'aurez mangé pour tout repas que quelques feuilles de salade additionnées de *potatoes*. Complétez avec une pomme et une galette de riz soufflé.

8 Buvez de l'eau

Les fast-foods proposent de petites bouteilles d'eau. Évitez absolument le jus d'orange, il est la plupart du temps additionné de sucre.

☑ ***mon*** carnet alimentaire

Chaque jour, je note (sans rien oublier !) le contenu de mes repas.

Petit déjeuner

....

....

Collation à 10 heures

....

....

Déjeuner

....

....

Goûter

....

....

Dîner

....

....

Mes grignotages

....

Mes craquages

....

Heure : .... Aliment : ....

Mes fringales :

Heure : ....

Je mourais d'envie de manger parce que : ....

Au lieu de craquer, j'aurais pu faire :

....

Mon état d'esprit au moment où j'avais très envie de manger :

....

Jour 7
Les menus de ma journée

Matin

1 fruit frais selon la saison : kiwi, orange, mandarine, kaki, fraises, pêche, 6 cerises...

2 tranches de pain complet avec 1 petite portion de beurre fermier au lait cru

4 pruneaux

1 boisson chaude sans sucre : thé vert, tisane ou café léger

Midi

Entrée

Crudités (carottes râpées, petite salade verte avec la sauce à part, par exemple)

Plat

Poisson + légumes

Céréales complètes, sinon 1 tranche de pain complet

Mon plaisir de la semaine : 1 thé ou 1 café gourmand

Goûter

Jus d'oranges pressées avec 2 cuillerées à soupe de son d'avoine

1 thé vert

6 amandes à croquer

Ou mon plaisir de la semaine : 1 petite part de tarte aux pommes avec 1 thé si je ne l'ai pas pris au déjeuner

Soir

Salade rouge ponceau

1 tisane ou rooibos

ma to-do list de courses

Fruits de saison
Pruneaux
Pain complet
Riz
Thon en boîte
Petit crottin de chèvre
Huile de sésame
Citron

La recette du jour :
Salade rouge ponceau

Temps de préparation

5 à 8 mn

Ustensiles nécessaires

Un saladier

Un bol

Une fourchette ou un fouet

Ingrédients

1 betterave rouge, appelée aussi « carotte rouge », cuite de taille moyenne

1 cuillerée à soupe de riz cuit

1 petite boîte de thon émietté

ou 1 petite boîte de crevettes ou poisson frais cuit à la vapeur

ou 1 œuf dur écrasé

ou 1 petite portion de fromage (type crottin de chèvre sec)

Pour la sauce :

2 cuillerées à café de moutarde

1 cuillerée à soupe d'huile d'olive, ou ½ cuillerée à soupe d'huile d'olive et ½ cuillère à soupe d'huile de sésame

2 cuillerées à café de vinaigre balsamique

½ citron

Aromates : basilic, origan, gingembre ou curry

La recette en 5 étapes

1. Épluchez la carotte rouge.
2. Dans un saladier, débitez-la en lamelles, elle sera plus digeste qu'en petits cubes. Ajoutez le riz.
3. Émiettez le poisson choisi : thon ou poisson frais cuit à la vapeur.
4. Dans le bol, préparez la sauce : mélangez le jus de citron, le vinaigre balsamique, les huiles, la moutarde et les aromates.
5. Battez le tout et versez sur la salade.

   Selon la quantité de moutarde employée, il n'est en principe pas nécessaire d'ajouter de sel, la moutarde en contient suffisamment.

astuce !

... gain de temps

Il est possible de remplacer la cuillerée à soupe de riz cuit par une galette de riz soufflé débitée en morceaux.

8 ruses
pour limiter les dégâts au restaurant chinois

Isabelle,
27 ans

“J’adore le chinois, et même si je suis au régime, j’y vais environ 1 fois par mois avec mon copain. Lorsque je m’y rends, je prends souvent la même chose : des raviolis vapeur, du poulet aux champignons noir avec des légumes shop suey et parfois même un dessert, mais en général je n’arrive pas à finir mes plats... ça ne m’a jamais fait reprendre un seul gramme !”

Les cartes des restaurants chinois proposent à la fois des plats très légers et d’autres très gras. Il est donc facile de se composer un menu en toute légèreté.

1 Oubliez les pâtés impériaux

Ne confondez pas les rouleaux de printemps (crevettes et pousses de haricots mungo enroulés dans une feuille de riz) avec les pâtés impériaux, qui sont préfrits, et donc gras...

2 Évitez les viandes en sauce

De nombreuses recettes sont proposées « en sauce » : piquante, au lait de coco... Évitez-les.

3 Fuyez le riz blanc

Il n’est pas autorisé dans le cadre du régime.

4 Privilégiez les soupes

Elles sont peu caloriques et elles calent bien. Évitez les soupes aux vermicelles, préférez celles avec des bouchées vapeur (du type soupe « raviolis vapeur »).

5 Buvez du thé

Un petit thé au jasmin ravira vos papilles et vous permettra d'achever le repas tout en douceur.

6 Foncez sur les bouchées vapeur

Comme la soupe, les bouchées vapeur sont autorisées en plat principal.

7 Optez pour un poulet basilic ou un poisson à la citronnelle

Si vous préférez une viande, choisissez-la sans sauce. Mais attention, ne cumulez pas la soupe, le rouleau de printemps et les bouchées vapeur avec votre viande... Faites le choix d'un seul plat !

8 Ne prenez pas de dessert

Outre le fait que les desserts chinois ne sont pas très réputés, ils sont aussi très sucrés (notamment les nougats). Achevez votre repas en sirotant votre thé...

☑ *mon* carnet alimentaire

Chaque jour, je note (sans rien oublier !) le contenu de mes repas.

Petit déjeuner

....

....

Collation à 10 heures

....

....

Déjeuner

....

....

Goûter

....

....

Dîner

....

....

Mes grignotages

....

Mes craquages

....

Heure : .... Aliment : ....

Mes fringales :

Heure : ....

Je mourais d'envie de manger parce que : ....

Au lieu de craquer, j'aurais pu faire :

....

Mon état d'esprit au moment où j'avais très envie de manger :

....

Jour 8
Les menus de ma journée

Matin

1 fruit frais selon la saison : kiwi, orange, mandarine, kaki, fraises, pêche, 6 cerises...

2 Weetabix® avec du lait frais et 2 cuillerées à café de miel

2 figues sèches

1 boisson chaude sans sucre : thé vert, tisane ou café léger

Midi

Plat

Viande blanche + légumes

Céréales complètes, sinon 2 galettes de riz soufflé

Dessert

1 fruit de saison

1 thé ou café + 2 carrés de chocolat noir

Goûter

1 fruit de saison

4 pruneaux

1 thé vert ou rooibos

Soir

Cake bicolore

Petite salade de roquette avec un filet de vinaigre balsamique

1 tisane de tilleul ou rooibos vanille

ma to-do list de courses

Fruits de saison
Pruneaux
Galettes de riz soufflé
Weetabix®
Figues sèches
Chocolat noir
Purée de brocolis surgelée
Purée de carottes
Biscottes complètes
Olives noires
Œufs
Arrow-root ou Maïzena®

La recette du jour : *Cake bicolore*

Temps de préparation

15 mn

Temps de cuisson

25 à 30 mn au four à 180 °C

Ustensiles nécessaires

Deux petites casseroles pour chacune des deux purées

Un bol

Un moule à cake

Ingrédients

2 bols de légumes surgelés bruts, en purée : l'un de brocolis, l'autre de carottes

Pour chaque casserole, prévoyez :

1 cuillerée à soupe de chapelure

Une dizaine d'olives noires émincées

1 cuillerée à soupe d'huile d'olive

1 cuillerée à soupe rase de farine semi-complète

1 œuf

¼ de cuillerée à café d'arrow-root (liant très léger, en magasin bio) ou de Maïzena®

Épices : sel, poivre ou 5-baies, thym, origan, et une pointe de curry

La recette en 6 étapes

1. Placez chaque purée surgelée dans sa casserole avec une petite quantité d'eau au fond. Chauffez très légèrement pour obtenir la purée, mais sans la faire cuire.
2. Hors du feu, ajoutez la chapelure, les olives et l'huile. Vous allez obtenir une purée épaisse.
3. Dans le bol, diluez l'arrow-root ou la Maïzena® avec 1 cuillerée à café d'eau, cassez et battez l'œuf. Versez sur l'une des deux purées, puis répétez l'opération pour la seconde.
4. Dans chaque casserole, ajoutez les épices et goûtez pour vérifier si l'assaisonnement est à votre goût.
5. Huilez très légèrement le moule à cake à l'aide d'une feuille d'essuie-tout. Inclinez-le et versez l'une des deux purées en veillant à ce que celle-ci ne s'étale pas au-delà du milieu du moule. Ajoutez l'autre purée dans l'autre partie du moule.
6. Enfournez à 180 °C pendant 25 à 30 mn.

astuce !

... gain de temps

- Réalisez un flan avec un seul légume en doublant les doses.
- Vous pouvez consommer le flan froid avec une salade verte, au bureau par exemple.
- Rien ne vous empêche de préparer plusieurs flans à l'avance en variant les légumes : purée de haricots verts, céleri... selon vos goûts.

6 mets
à privilégier au restaurant japonais

Lucy,
34 ans

« Quand j'ai envie de manger japonais, je choisis des sushis aux algues nori (riche en bêta-carotène), ou du poisson grillé avec des légumes. »

Le restaurant japonais présente un énorme avantage : la plupart des mets proposés sont très légers. Si vous devez déjeuner à l'extérieur, proposez-le à vos collègues de bureau, et privilégiez ce qui suit.

1 Les sushis

Ils sont dénués de mauvaises graisses et riches en oméga en raison de la présence de poisson.

2 Les brochettes... sans le bol de riz

Les brochettes sont cuites au grill. Évitez la sauce sucrée proposée avec et fuyez là aussi le bol de riz blanc.

3 Les soupes

Composées la plupart du temps d'algues et de tofu, elles sont très légères et elles calent bien.

4 Les makis

Ils contiennent un peu de riz blanc, mais si peu que vous pouvez vous les offrir en phase de stabilisation. Si vous optez pour la version épicée, vous éviterez de les tremper dans la sauce sucrée et vos papilles seront satisfaites.

5 Les salades de chou

Si vous optez pour un menu, on vous apportera d'office une salade de chou. Tâchez de la demander sans la sauce, ou avec le moins de sauce possible.

6 Le thé

Les thés japonais sont riches en antioxydants. Vous pouvez les savourer tout au long du repas, et pour vous réchauffer au moment du dessert... que vous ne prendrez pas !

☑ *mon* carnet alimentaire

Chaque jour, je note (sans rien oublier !) le contenu de mes repas.

Petit déjeuner

....

....

Collation à 10 heures

....

....

Déjeuner

....

....

Goûter

....

....

Dîner

....

....

Mes grignotages

....

Mes craquages

....

Heure : .... Aliment : ....

Mes fringales :

Heure : ....

Je mourais d'envie de manger parce que : ....

Au lieu de craquer, j'aurais pu faire :

....

Mon état d'esprit au moment où j'avais très envie de manger :

....

Jour 9
Les menus de ma journée

Matin

1 fruit frais selon la saison : kiwi, orange, mandarine, kaki, fraises, pêche, 6 cerises...

1/2 bol de corn-flakes complets, sans sucre avec du fromage blanc à 0 % ou 20 %, ou du lait frais

1 poignée d'amandes

1 boisson chaude sans sucre : thé vert, tisane ou café léger

Midi

Plat

1 grande salade composée de crudités (la sauce à part)

1 tranche de pain complet

Dessert

1 yaourt avec une pointe de miel

Goûter

1 fruit de saison

5 noisettes

1 thé vert ou rooibos

Soir

Croque-saison

1 tisane verveine menthe ou rooibos earl grey

ma to-do list de courses

Fruits de saison
Corn-flakes complets
Fromage blanc à 0 % ou 20 %
Miel
Yaourt nature
Pain complet
Noisettes
Amandes
Melons
Jambon sec
Flocons de châtaignes toastés
Huile de noix
Vinaigre balsamique

La recette du jour :
Croque-saison

Temps de préparation

5 mn

Ustensiles nécessaires

Une tasse

Un couteau

Une assiette creuse ou un bol

Ingrédients

4 portions de melon bien mûr

1 tranche très fine de jambon sec, sans le gras

½ cuillerée à soupe de flocons de châtaignes toastés (en magasin bio)

2 cuillerées à café d'huile de noix

2 cuillerées à café de vinaigre balsamique

La recette en 7 étapes

1. Dans une tasse, mettez la cuillerée à soupe de flocons et recouvrez-les avec 3 à 4 cuillerées à soupe d'eau chaude ou tiède. Mettez en attente.
2. Épluchez le melon.
3. Débitez 2 portions en minicubes et placez-les dans le bol.
4. Taillez les 2 autres en fines lamelles et écrasez-les un peu.
5. Coupez le jambon sec en très fines lamelles.
6. Ajoutez les pétales de châtaignes.
7. Répandez l'huile de noix et le vinaigre balsamique et mélangez. C'est prêt ! Placez au réfrigérateur avant de déguster.

astuce !

... gain de temps

En hiver, il est possible de stocker des billes de melon prédécoupées au congélateur pour réaliser la recette encore plus rapidement.

5 manières de manger sur le pouce sans grossir

Monique,
56 ans

« Quand je fais du shopping à l'heure du déjeuner, j'achète un sandwich. J'essaie de le prendre avec un pain aux céréales. Et si l'envie irrésistible d'un kebab, d'un pita grec ou d'une pizza me traverse les papilles, je choisis des crudités plutôt que des frites, une sauce au yaourt au lieu de la mayonnaise ou une pizza « jambon-champignons » plutôt que la « 4 fromages » ! »

Lorsque l'on travaille ou quand on voyage, les repas pris sur le pouce sont malheureusement assez fréquents. Il faut tâcher de les éviter autant que possible. Si vous ne pouvez pas faire autrement, suivez le guide.

1 À la boulangerie, un sandwich sur mesure

Certains boulangers acceptent de vous faire un sandwich, surtout si vous évitez l'heure de pointe et que vous achetez le pain complet dans lequel votre artisan va découper deux tranches. Demandez quelques feuilles de salade et un peu de jambon, et le tour est joué. C'est encore mieux si le pain est tradition, fait avec une farine T80 car plus riche en fibres (soit 80 g de minéraux pour 100 g).

2 Si les sandwichs sont déjà prêts, optez pour le plus simple

Ce n'est pas parce que le sandwich contient une feuille de salade qu'il sera plus léger pour autant. En général, le boulanger ajoute beaucoup de mayonnaise pour le rendre savoureux. Préférez le plus simple : jambon-beurre ou jambon-fromage. Le soir, compensez votre écart par un menu très léger car vous n'avez droit ni au beurre ni au fromage...

3 Une salade sans la sauce

Choisissez-la de préférence composée avec la sauce à part. Vous pourrez compléter votre repas grâce à une tranche de pain complet.

4 Buvez de l'eau

Oubliez tous les sodas et jus de fruits, même « pur jus », choisissez une petite bouteille d'eau... pétillante (en évitant les eaux riches en chlorure de sodium qui sont très salées), vous avez le droit !

5 Complétez avec un fruit

Si vous sentez que le menu est bien trop léger, prenez un fruit et attendez une heure ou deux avant de le déguster, ce qui vous permettra d'être à peu près calée jusqu'à votre collation.

☑ *mon* carnet alimentaire

Chaque jour, je note (sans rien oublier !) le contenu de mes repas.

Petit déjeuner

....

....

Collation à 10 heures

....

....

Déjeuner

....

....

Goûter

....

....

Dîner

....

....

Mes grignotages

....

Mes craquages

....

Heure : .... Aliment : ....

Mes fringales :

Heure : ....

Je mourais d'envie de manger parce que : ....

Au lieu de craquer, j'aurais pu faire :

....

Mon état d'esprit au moment où j'avais très envie de manger :

....

Jour 10
Les menus de ma journée

Matin

1 crème Budwig : avec votre moulin à café, mixez 1 cuillerée à café de graines de lin, de tournesol, de courge, d'amandes ou de noisettes. Mixez aussi 2 cuillerées à café de graines au choix : sarrasin, quinoa. Mélangez le tout avec 1 yaourt et ajoutez 1/2 banane écrasée bien mûre, le jus de 1/2 citron et quelques morceaux de fruits de saison. Ajoutez 1 cuillerée à café d'huile vierge de colza bio.

1 boisson chaude sans sucre : thé vert, tisane ou café léger

Midi

Entrée

Crudité (pamplemousse, tranche de melon, tomate, par exemple)

Plat

Poisson + légumes

Céréales complètes, sinon 1 tranche de pain complet

1 thé ou café

1 carré de chocolat noir

Goûter

1 fruit de saison

1 yaourt nature avec 2 cuillerées à soupe de son d'avoine

1 thé vert ou rooibos

Soir

Filets de limande en verdure

1 tisane camomille ou rooibos caramel

ma to-do list de courses

Fruits de saison
Thé vert
Tisanes et rooibos
Filets de limande frais ou surgelés
Brocolis
Biscottes complètes
Huile de noix
Olives noires
Son d'avoine
Graines de sarrasin
Huile de colza première pression à froid
Fromage blanc à 0 % ou 20 %
Citron
Banane

La recette du jour :
Filets de limande en verdure

Temps de préparation

12 mn

Ustensiles nécessaires

Une assiette

Une casserole

Un couvercle pour tenir au chaud

Ingrédients

1 filet de limande frais ou surgelé

5 bouquets de brocolis

½ cuillerée à soupe de chapelure complète maison (biscotte complète écrasée)

3 cuillerées à café d'huile d'olive

1 cuillerée à café d'huile de noix

Assaisonnement : sel, poivre, estragon, basilic, colombo ou 4-épices

Facultatif : 4 à 5 olives noires concassées

La recette en 6 étapes

1. Placez sur le feu une casserole d'eau pouvant supporter une assiette.
2. Sortez du réfrigérateur le filet de limande et les brocolis déjà cuits.
3. Placez dans l'assiette le filet de limande et badigeonnez-le avec une touche d'huile d'olive ou de noix, aromatisez avec les épices.
4. Saupoudrez une mince couche de chapelure maison.
5. Placez sur la chapelure les bouquets de brocolis légèrement cassés, puis ajoutez de nouveau de l'huile, des aromates, de la chapelure.
6. Placez l'assiette ainsi préparée sur la casserole et réchauffez l'ensemble une dizaine de minutes en évitant l'ébullition. Il est aussi possible de placer la préparation dans le four en la couvrant bien pour éviter qu'elle se dessèche.

astuce !

... gain de temps

Pensez à faire cuire vos brocolis et votre filet de limande ensemble au cuit-vapeur afin de gagner du temps au moment de la préparation finale.

6 tactiques
pour savoir dire non

Il existe en France

65 millions

de diététiciens comme il existe 65 millions d'entraîneurs de l'équipe de France de football. Les discussions autour du régime tiennent plutôt de la discussion du café du commerce !

Vous rencontrerez toujours quelqu'un dans votre entourage qui cherchera à déstabiliser votre détermination. Or, dans un régime, une volonté d'acier est un atout primordial.

1 Je n'annonce pas à tout le monde que je suis au régime

Parce que c'est exactement comme lorsque l'on essaie d'arrêter de fumer, il y a toujours quelqu'un pour vous dire : « Allez, pour une fois, ce n'est pas ça qui va changer grand-chose ! Il faut savoir se faire plaisir, dans la vie ! » Mieux vaut taire sa détermination afin d'éviter les remarques désagréables et les tentatives de boycott de votre projet.

2 Je garde mon assiette pleine le plus longtemps possible

Parce que dès que celle-ci est vide, la maîtresse de maison sera tentée de vous resservir, surtout si vous êtes invitée à déjeuner chez belle-maman et qu'elle vous trouve un peu maigrelette.

3 Je conserve mon verre plein

Parce que dans une soirée, il est très impoli de laisser un invité « à sec ».
Par conséquent, dès que vous avez achevé votre coupe de champagne, on vous la remplit de nouveau. Le fait de tenir à la main un verre plein vous permet d'éviter d'avoir à refuser.

4 Je mange lentement

En mangeant très lentement, la maîtresse de maison ne s'apercevra pas que vous ne vous êtes pas resservie et vous n'aurez pas à justifier votre refus : on n'attendait plus que vous pour passer au dessert !

5 Je prétexte une mauvaise digestion

Si les convives insistent sur les cacahuètes, les chips ou le gouda, avancez un argument qui n'appelle pas à la discussion : « Je suis désolée, mais je ne les digère absolument pas »... Personne n'insistera.

6 Je sers moi-même le dessert

Ainsi, vous allez pouvoir discrètement choisir la taille de votre part. Servez-vous en dernier et prenez la part la plus légère possible !

☑ *mon* carnet alimentaire

Chaque jour, je note (sans rien oublier !) le contenu de mes repas.

Petit déjeuner

....

....

Collation à 10 heures

....

....

Déjeuner

....

....

Goûter

....

....

Dîner

....

....

Mes grignotages

....

Mes craquages

....

Heure : .... Aliment : ....

Mes fringales :

Heure : ....

Je mourais d'envie de manger parce que : ....

Au lieu de craquer, j'aurais pu faire :

....

Mon état d'esprit au moment où j'avais très envie de manger :

....

Jour 11
Les menus de ma journée

Matin

1 fruit frais selon la saison : kiwi, orange, mandarine, kaki, fraises, pêche, 6 cerises…

50 g de muesli sans sucre avec du fromage blanc à 0 % ou 20 %, ou du lait frais

2 abricots secs

1 boisson chaude sans sucre : thé vert, tisane ou café léger

Midi

Viande blanche + légumes

Céréales complètes, sinon 1 tranche de pain complet

2 galettes de riz soufflé

1 thé ou café avec 1 carré de chocolat

Goûter

1 fruit de saison

1 yaourt nature

1 tranche de pain complet

Soir

Aubergines Carmen

Tisane de tilleul ou rooibos

ma to-do list de courses

Pain complet
Fruits de saison
Yaourts nature
Muesli sans sucre
Abricots secs
Chocolat noir
Aubergines
Poivrons
Concentré de tomate
Olives noires
Oignons
Flocons d'avoine

La recette du jour : *Aubergines Carmen*

Temps de préparation
45 mn, ou 30 mn la veille

Temps de cuisson
15-20 mn au four

Ustensiles nécessaires
Un wok
Un couvercle
Un plat allant au four
Du papier aluminium
ou une barquette métallique

Ingrédients
1 aubergine
1 poivron jaune (1 aubergine par poivron)
3 cuillerées à café de concentré de tomate
5 olives noires dénoyautées
1 petit oignon
1 cuillerée à soupe de petits flocons d'avoine
Assaisonnement : sel, basilic, curry, estragon

La recette en 9 étapes

Pour le poivron à griller :

1. Passez le poivron sous l'eau, essuyez-le et placez-le dans le four, dans une barquette en métal ou sur une feuille de papier alu. Allumez le four à 180 °C, en position gril. Surveillez et retournez le poivron afin que la peau se fripe régulièrement et que l'épluchage et l'évidage soient facilités.
2. Lorsque le poivron est grillé, laissez refroidir puis épluchez-le et épépinez-le.
3. Coupez le poivron en lamelles plates.

Pour la préparation de l'aubergine :

4. Pendant que le poivron grille, épluchez l'aubergine et découpez-la en petits cubes. Émincez les olives et les oignons.
5. Placez l'huile d'olive, l'aubergine, l'oignon et les olives dans le wok. Laissez cuire à feu moyen. Surveillez la cuisson : il est possible de couvrir la préparation à l'aide du couvercle pour éviter le dessèchement. Ajoutez le concentré de tomate et si nécessaire, mouillez le tout avec 2 cuillerées à soupe d'eau. Vérifiez la cuisson avec une fourchette.
6. En fin de cuisson, ajoutez hors du feu les petits flocons.
7. Placez cette préparation dans un plat allant au four.
8. Recouvrez avec le poivron découpé en lamelles.
9. Placez le plat dans le four pour le consommer dès qu'il sera chaud. Si vous ne souhaitez pas le consommer tout de suite, laissez refroidir le plat, vous le placerez dans le four lorsque vous souhaiterez le déguster.

astuce !

... gain de temps

Il est possible d'utiliser des poivrons déjà émincés surgelés, que vous pourrez faire cuire à la vapeur.

7 astuces
pour éviter de grignoter en cas de stress

À fuir en cas de stress !

❶ ***La caféine / la théine***
exit les quinze tasses de café (ou de thé) dans la journée ou la cure de Coca ! Passé le coup de fouet, gare à la baisse de régime !

❷ ***L'alcool***
ça ne résout pas les problèmes et c'est très mauvais pour le sommeil.

❸ ***La cigarette***
fumer engendre le stress et c'est mauvais pour la santé.

Marquez cette page d'un Post-it et laissez votre livre à portée de main, à côté de la porte du réfrigérateur. N'hésitez pas à la relire régulièrement.

1 Relativisez

Le stress survient généralement lorsqu'un grain de sable s'introduit malencontreusement dans une journée déjà bien trop chargée. La goutte d'eau fait déborder le vase et la petite mamie qui nous double ostensiblement dans la file du supermarché met le feu aux poudres. De retour face à notre réfrigérateur, l'envie de grignoter semble être la seule solution au stress qui nous a envahis. Avant de plonger tête baissée dans ce paquet de chips, relativisons : cette situation qui me tracasse tant, mon chef de service qui m'agace, ce PV posé sur mon pare-brise, m'en souviendrai-je dans 10 ans ? Non ? Ça ne vaut peut-être pas le coup d'anéantir mon régime...

2 Expirez

Bus blindé, embouteillages, difficile de supporter ces instants de stress sans une petite douceur. Faites une pause expiration : on pense souvent à inspirer, mais l'expiration est bien plus importante, car elle permet de se vider des ondes hostiles. Inspirez jusqu'à 5, puis expirez jusqu'à 10. Répétez l'opération 4 ou 5 fois en fermant les yeux.

3 Sortez prendre l'air

Vous vous sentez tendue et votre réflexe, c'est d'ouvrir un placard gorgé de sucreries ? Stoppez tout net votre geste, passez une veste et sortez faire le tour du pâté de maisons. Pensez à inspirer en marchant.

4 Parlez

Le stress accumulé au fond de nous semble insurmontable car nous avons tendance à repasser en boucle dans notre tête les situations qui nous préoccupent. Au lieu de plonger tête la première dans un paquet de biscuits, appelez une amie et videz votre sac. Elle vous donnera sans doute quelques conseils constructifs pour repartir du bon pied.

5 Faites du sport

Le fait de bouger vous permet d'éliminer votre stress et d'apaiser les tensions qui vous poussent à grignoter.

6 Faites une liste

Le stress vous envahit ? Au lieu de faire une pause petits gâteaux, asseyez-vous face à une feuille de papier et établissez la liste des choses que vous avez à faire. Numérotez-les ensuite du plus urgent au moins important.

7 Fixez-vous trois priorités par jour, pas plus

Ne soyez pas trop exigeante envers vous-même. Si vous vous fixez au quotidien des objectifs de tâches à accomplir inatteignables, vous allez vous décourager et tenter de vous détendre en grignotant. Fixez trois priorités seulement. Vous aurez la satisfaction, le soir, de les avoir accomplies.

☑ *mon* carnet alimentaire

Chaque jour, je note (sans rien oublier !) le contenu de mes repas.

Petit déjeuner

....

....

Collation à 10 heures

....

....

Déjeuner

....

....

Goûter

....

....

Dîner

....

....

Mes grignotages

....

Mes craquages

....

Heure : .... Aliment : ....

Mes fringales :

Heure : ....

Je mourais d'envie de manger parce que : ....

Au lieu de craquer, j'aurais pu faire :

....

Mon état d'esprit au moment où j'avais très envie de manger :

....

Jour 12
Les menus de ma journée

Matin

1 fruit frais selon la saison : kiwi, orange, mandarine, kaki, fraises, pêche, 6 cerises…

2 tranches de pain complet avec 1 petite portion de beurre fermier au lait cru

4 pruneaux

1 boisson chaude sans sucre : thé vert, tisane ou café léger

Midi

Entrée

Crudités (carottes râpées, petite salade verte avec la sauce à part, par exemple)

Plat

Poisson + légumes

Céréales complètes, sinon 1 tranche de pain complet

1 thé ou un café

1 carré de chocolat noir

Goûter

Jus d'oranges pressées avec 2 cuillerées à soupe de son d'avoine

1 thé vert

6 amandes à croquer

Soir

Galettes en fête

1 tisane de tilleul ou rooibos vanille

ma to-do list de courses

Galettes de riz soufflé
Parmesan
Œufs
Tomates
Huile d'olive
Amandes
Oranges à presser
Son d'avoine
Pruneaux
Pain complet
Beurre fermier
Jambon blanc

La recette du jour :
Galettes en fête

Temps de préparation
8 mn

Ustensiles nécessaires
Deux poêles

Ingrédients
2 galettes de riz
2 tomates
2 cuillerées à café d'huile d'olive
Sel, basilic, 5-baies ou poivre
Miettes de fromage, parmesan ou œuf poché
Jambon blanc

La recette en 7 étapes

1. Coupez les tomates en deux sans les éplucher.
2. Dans une poêle, badigeonnez d'huile avec un essuie-tout et posez les tomates côté peau.
3. Faites-les griller côté peau, puis retournez-les et poursuivez la cuisson à feu doux. Ajoutez sel, basilic, 5-baies ou poivre.
4. Pendant que les tomates cuisent, badigeonnez les galettes d'huile d'olive et placez-les dans la seconde poêle, laissez saisir très légèrement.
5. Lorsque les tomates sont prêtes, placez-les avec le jus sur les galettes, écrasez-les légèrement pour qu'elles s'imprègnent.
6. Servez immédiatement en répandant un peu de fromage émietté sur la portion.
7. Il est possible de disposer un œuf poché sur la portion à la place du fromage. Pour le préparer, faites bouillir 2 litres d'eau additionnée d'1 cuillerée à soupe de vinaigre, portez à ébullition. Cassez l'œuf dans une louche. Arrêtez l'ébullition. Faites glisser l'œuf dans l'eau et ramenez le blanc autour du jaune. La cuisson s'effectue en 3 mn lorsque l'eau est très chaude. Retirez l'œuf à l'aide d'une louche à trous. Placez-le sur la galette avec un peu de sel et de poivre. Servez accompagné d'une tranche de jambon blanc.

astuce !

... gain de temps

La galette de riz est extrêmement pratique car elle permet d'éviter le temps de cuisson du riz.

5 astuces
pour être moins déprimée

Lisa,
36 ans

“Pour faire le plein d'endorphines et chasser les idées noires, je fais du yoga ou je vais courir. Avec une copine, on a même essayé le pole dance : fous rires garantis au premier cours !”

Bien entendu, nous ne parlons pas ici de dépression réelle, qui doit être prise en charge par un spécialiste, mais simplement des petits chagrins du quotidien qui nous poussent à grignoter ou à nous offrir un peu trop souvent un réconfort sucré...

1 Voir le verre à moitié plein

Nous avons tendance à grossir, comme sous l'effet d'une loupe, les moments désagréables de notre journée et nous oublions les bons moments. Considérons le verre à moitié plein : au lieu de penser « pff, je n'ai perdu que 2 kg », encourageons-nous : « 2 kg, ce n'est déjà pas si mal ! » (Pour 1 kg perdu, cela fait 5 kg de pression en moins sur mon genou et 6 en moins sur ma hanche.)

2 Se faire plaisir autrement

Rien ne va plus ? C'est le moment de se faire plaisir. Il existe tant d'autres plaisirs que celui de grignoter ! Un instant au soleil dans un parc, une partie de lèche-vitrines avec une amie, un ciné... Lorsque tout va mal, visualisez la douceur du jour : un moment rien qu'à vous.

3 Se cocooner

Oui ! C'est permis ! Rien ne va plus ? Annoncez la couleur à votre entourage : stop, j'ai besoin d'une pause, d'un temps pour moi. Allumez quelques bougies et glissez-vous dans un bain chaud, asseyez-vous confortablement dans le canapé et écoutez sans bouger votre morceau de musique préféré. Prenez soin de vous.

4 Cesser de ruminer

Vous êtes préoccupée, mal à l'aise ? Parlez-en avec un(e) ami(e), puis, sur une feuille de papier, notez les actions à engager pour faire changer la situation. Choisissez une action à accomplir par jour pour atteindre votre but. Si vous vous sentez découragée, relisez votre liste avant d'ouvrir la porte du réfrigérateur.

5 Tester une plante apaisante

Griffonia simplificonia est une plante qui présente deux particularités intéressantes dans le cadre d'un régime : d'une part, elle est recommandée dans le cas d'un sentiment de dépression passagère, mais elle permet également d'apaiser l'envie de grignoter qui accompagne parfois cette déprime. Deux gélules par jour, le soir au moment du coucher. Demandez conseil à votre médecin.

☑ *mon* carnet alimentaire

Chaque jour, je note (sans rien oublier !) le contenu de mes repas.

Petit déjeuner

....

....

Collation à 10 heures

....

....

Déjeuner

....

....

Goûter

....

....

Dîner

....

....

Mes grignotages

....

Mes craquages

....

Heure : .... Aliment : ....

Mes fringales :

Heure : ....

Je mourais d'envie de manger parce que : ....

Au lieu de craquer, j'aurais pu faire :

....

Mon état d'esprit au moment où j'avais très envie de manger :

....

Jour 13
Les menus de ma journée

Matin

1 fruit frais selon la saison : kiwi, orange, mandarine, kaki, fraises, pêche, 6 cerises…

2 Weetabix® avec du lait frais et 2 cuillerées à café de miel

2 figues sèches

1 boisson chaude sans sucre : thé vert, tisane ou café léger

Midi

Plat

Viande blanche + légumes

Céréales complètes, sinon 2 galettes de riz soufflé

Dessert

1 fruit de saison

1 thé ou café

2 carrés de chocolat noir

Goûter

1 fruit de saison

4 pruneaux

1 thé vert ou rooibos

Soir

Fleurs de chou belle hongroise

Tisane de tilleul ou rooibos à la fleur d'oranger

☑ ma to-do list de courses

Tisanes, rooibos parfumés
Chou-fleur
Crème d'avoine
Son d'avoine
Estragon
Paprika
Biscottes complètes
Œufs
Huile de noix
Pruneaux
Fruits de saison
Weetabix®
Figues sèches
Lait frais
Miel
Thon en boîte

La recette du jour :
Fleurs de chou belle hongroise

Temps de préparation

10-15 mn

Ustensiles nécessaires

Une casserole de taille moyenne

Une petite casserole

Un plat en Pyrex®

Une cuillère en bois ou une spatule

Ingrédients

6 bouquets de chou-fleur surgelé

1 cuillerée à café de crème d'avoine (en magasin bio) ou d'une autre farine intégrale

2 cuillerées à café de lait en poudre

Sel, persil, estragon

½ cuillerée à café de paprika

2 cuillerées à café de son d'avoine

1 jaune d'œuf

1 feuille de laurier

½ jus de citron

1 pointe d'ail en poudre

Quelques gouttes d'huile d'olive ou de noix

1 cuillerée à café de chapelure maison

Thon en boîte

La recette en 7 étapes

1. Portez à ébullition un demi-litre d'eau. Ajoutez le jus de citron, le laurier, l'ail, le sel, puis les bouquets de chou-fleur. Laissez cuire pendant 5 mn environ.
2. Préparez la sauce : versez dans la petite casserole une quantité d'eau égale à un pot de yaourt et demi. Diluez la farine et commencez à faire tiédir. Ajoutez le lait en poudre et tournez sans arrêt en augmentant le feu jusqu'à ce que le liquide devienne crémeux.
3. Hors du feu, ajoutez le sel, l'estragon, le persil, le paprika. Mélangez le tout.
4. Épaississez encore la sauce avec 2 cuillerées à café et remuez vivement, puis ajoutez le jaune d'œuf sans cesser de remuer.
5. Faites égoutter les bouquets de chou-fleur et placez-les dans le plat en Pyrex®.
6. Répandez quelques gouttes d'huile d'olive ou de noix sur les bouquets, ainsi qu'un peu de chapelure maison. Servez accompagné de miettes de thon ou de saumon.
7. Versez la sauce sur les bouquets, mélangez un peu : c'est prêt !

astuce !

... gain de temps

Dans un pot de confiture, préparez votre chapelure à l'avance en écrasant plusieurs biscottes complètes. Vous pourrez vous en servir aussi pour les autres recettes.

6 stratagèmes à adopter si je n'aime pas cuisiner

Amanda,
40 ans

“Pour gagner du temps quand je rentre du travail, je cuis dans mon cuit-vapeur plusieurs légumes en même temps. Je les conserve au réfrigérateur, comme ça je n'ai plus qu'à les faire sauter dans un wok le soir avec quelques épices.”

Ne soyez pas trop perfectionniste. Entre un plat tout prêt à démouler au micro-ondes et une recette Paul Bocuse qui occupera tout votre après-midi, il existe un juste milieu !

1 Ne chassez pas le naturel...

... il revient au galop. Il est toujours possible de prendre de grandes et belles résolutions pendant la durée de votre régime, mais la difficulté sera de s'y tenir ensuite... Or si vous n'avez réellement aucune affinité avec les casseroles, vous reprendrez très vite vos habitudes « industrialisées » : démoulage d'un plat tout prêt à enfourner au micro-ondes. Tentez plutôt de passer maître dans la cuisine naturelle, mais express. La recette proposée prend plus de 30 minutes ? Oubliez.

2 Prônez le plat unique

Préparez quelques légumes et mélangez-les avec un brin de pâtes ou de riz, voilà un exemple de plat unique. Vous pouvez également ajouter des petits morceaux de poulet ou de jambon. L'avantage : vous cuisinez tout en une seule fois.

3 Laissez le four agir

On ne pense plus à laisser mijoter tranquillement les légumes dans le four. Pourtant, il suffit d'un grand plat en terre cuite, d'un peu d'eau et d'huile d'olive, et vous obtenez des légumes fondants à souhait, sans avoir rien fait, simplement laissé mijoter.

4 Investissez dans un congélateur

Les légumes, déjà découpés mais non cuisinés, surgelés peuvent vous permettre de gagner un temps considérable sur une recette. Ne vous en privez pas !
Pensez également aux soupes sans adjonction, décongelables très rapidement.

5 Cuisinez une fois par semaine

Sortir les casseroles, nettoyer la vaisselle, la table, les planches à découper... S'il faut s'affairer tous les soirs à 20 heures en rentrant du boulot, on se lasse très vite. Testez l'astuce suivante : prévoyez une heure pour cuisiner deux ou trois plats dans le week-end. Allumez votre four, enfournez-en un pendant que vous préparez l'autre.

6 Remplissez votre réfrigérateur de menus express en kit

Salade déjà lavée, petits dés de jambon, graines de lin ou de sésame et une tranche de pain complet. Un filet de vinaigre balsamique et vous obtenez un petit plat minceur ultrarapide. Prévoyez des ingrédients simples et directement utilisables afin d'éviter d'avoir à cuisiner.

☑ *mon* carnet alimentaire

Chaque jour, je note (sans rien oublier !) le contenu de mes repas.

Petit déjeuner
....
....

Collation à 10 heures
....
....

Déjeuner
....
....

Goûter
....
....

Dîner
....
....

Mes grignotages
....

Mes craquages
....
Heure : .... Aliment : ....

Mes fringales :
Heure : ....
Je mourais d'envie de manger parce que : ....
Au lieu de craquer, j'aurais pu faire :
....
Mon état d'esprit au moment où j'avais très envie de manger :
....

Jour 14
Les menus de ma journée

Matin

1 fruit frais selon la saison : kiwi, orange, mandarine, kaki, fraises, pêche, 6 cerises...

½ bol de corn-flakes complets, sans sucre avec du fromage blanc à 0 % ou 20 % ou du lait frais

1 poignée d'amandes

1 boisson chaude sans sucre : thé vert, tisane ou café léger

Midi

Plat

Grande salade composée de crudités (la sauce à part)

1 tranche de pain complet

Dessert

Mon plaisir de la semaine : 1 café ou thé gourmand ou 1 petite portion de fromage

Goûter

1 fruit de saison

5 noisettes ou 1 part de clafoutis si je n'ai pas pris de café gourmand à l'heure du déjeuner

1 thé vert ou rooibos

Soir

L'œuf dans son nid

1 tisane aux fruits rouges ou rooibos pêche-mangue

ma to-do list de courses

Fruits de saison
Corn-flakes complets
Fromage blanc à 0 % ou 20 %
Yaourts nature
Miel
Noisettes
Tomates à farcir
Œufs
Moutarde
Estragon

La recette du jour : *L'œuf dans son nid*

Temps de préparation
10 mn

Temps de cuisson
25 mn

Ustensiles nécessaires
Un couteau
Un plat allant au four

Ingrédients
1 belle tomate à farcir
1 œuf
1 tranche de jambon blanc
1 pointe de moutarde
Estragon ou basilic
Sel, poivre

La recette en 6 étapes

1. Lavez la tomate et coupez le sommet de façon à constituer un petit couvercle.
2. Creusez délicatement l'intérieur de la tomate ; l'opération est un peu délicate car elle consiste à enlever les pépins et un peu de chair sans détruire ou percer le fruit.
3. Tapissez le creux ainsi ménagé pour l'œuf avec un peu de moutarde, de basilic ou d'estragon.
4. Cassez la coquille de l'œuf et versez-le à l'intérieur de la tomate.
5. Salez et poivrez légèrement l'ensemble. Ajoutez le couvercle préalablement découpé.
6. Placez la tomate ainsi farcie dans un plat allant au four huilé à l'aide d'un essuie-tout.
Laissez cuire 25 mn à four doux. Servez accompagné d'une tranche de jambon blanc.

astuce !

... gain de temps

Quand je cuisine, je prépare des grosses quantités, j'en congèle une partie : je suis contente de manger un bon plat un soir où je manque de temps !

6 bonnes façons
de lutter contre la fatigue

Nous dormons en moyenne
1 h de moins
qu'au XIXe siècle.

La fatigue donne envie de grignoter, et tout particulièrement des aliments sucrés. C'est pourquoi elle représente un ennemi potentiel de votre régime.

1 Dormez

Un régime peut être source de fatigue, car l'organisme doit s'accoutumer. Pensez à vous reposer : le week-end, invitez vos amis à l'heure du déjeuner et réservez vos soirées au repos. Devenez une adepte de la micro-sieste : posez votre tête entre vos bras contre votre bureau et maintenez un crayon entre vos doigts. Laissez-vous aller : lorsque le crayon tombe à terre, votre niveau d'endormissement est optimal (au bout d'une minute environ). Vous venez de pratiquer un repos express ! Rappelez-vous que le manque de sommeil majore le risque de prise de poids par des modifications hormonales, augmente le risque de diabète de type 2 et altère les résultats obtenus par un régime bien équilibré. Le sommeil n'est pas une perte de temps. « L'être humain a besoin de son sommeil », écrivait Franz Kafka.

2 Faites une cure de magnésium naturel

Les carences en magnésium sont fréquentes et peuvent être la cause d'une grande fatigue accompagnée d'irritabilité. Le magnésium marin est une source naturelle prélevée dans les bienfaits de la mer (extrait d'huître, notamment). Vous pouvez aussi penser à boire une eau minérale riche en magnésium (Hépar®).

3 Pensez aux oméga-3

Une carence en oméga-3 peut être à l'origine de votre fatigue : consommez des huiles vierges variées, des poissons gras (maquereaux, saumon) et, au besoin, supplémentez votre alimentation.

4 Respirez

Nous passons les trois quarts de notre vie enfermés entre la voiture, les transports et le bureau. Pensez simplement à prendre l'air au moins 30 minutes par jour. Marchez, respirez. Si vous avez la sensation d'être dans le coton, l'astuce est toute simple, mais elle est gratuite et parfois efficace. De plus, en prenant l'air quelle que soit la saison, vous optimiserez votre capital en vitamine D, qui est très utile pour l'immunité.

5 Gorgez-vous de lumière

Nous manquons d'air, et nous manquons de lumière. L'absence de lumière naturelle, tout particulièrement en hiver, peut induire une grande fatigue. Pensez à vous aérer le plus souvent possible. Il existe également des lampes qui permettent de pallier cette carence. Elles peuvent être efficaces à partir de 10 000 lux environ, au minimum une demi-heure par jour (c'est ce que l'on appelle la luminothérapie, très utile pour lutter contre les troubles affectifs saisonniers qui nous guettent tous dès le passage à l'heure d'hiver). Vous pouvez aussi investir dans un « simulateur d'aube », petit réveil qui diffuse en douceur la lumière dont vous avez besoin jusqu'à ce que votre corps accepte cette nouvelle journée. Mais ces lumières ne vous fourniront en aucun cas de la vitamine D, qui est fabriquée à 80 % grâce à la photosynthèse obtenue par l'impact des rayons UV sur la peau découverte.

6 Prenez du ginseng

Le ginseng est une racine utilisée depuis des millénaires par les Chinois pour renforcer l'immunité. On l'appelle aussi ginseng *panax* car cette plante à la réputation de venir à bout de tous les maux liés à la fatigue. Une gélule par jour, en extrait sec.

☑ *mon* carnet alimentaire

Chaque jour, je note (sans rien oublier !) le contenu de mes repas.

Petit déjeuner

....

....

Collation à 10 heures

....

....

Déjeuner

....

....

Goûter

....

....

Dîner

....

....

Mes grignotages

....

Mes craquages

....

Heure : .... Aliment : ....

Mes fringales :

Heure : ....

Je mourais d'envie de manger parce que : ....

Au lieu de craquer, j'aurais pu faire :

....

Mon état d'esprit au moment où j'avais très envie de manger :

....

Jour 15
Les menus de ma journée

Matin

1 crème Budwig : avec votre moulin à café, mixez 1 cuillerée à café de graines de lin, de tournesol, de courge, d'amandes ou de noisettes. Mixez aussi 2 cuillerées à café de graines au choix : sarrasin, quinoa. Mélangez le tout avec 1 yaourt et ajoutez 1/2 banane écrasée bien mûre, le jus de 1/2 citron et quelques morceaux de fruits de saison. Ajoutez 1 cuillerée à café d'huile vierge de colza bio.

1 boisson chaude sans sucre : thé vert, tisane ou café léger

Midi

Entrée

Crudités (pamplemousse, tranche de melon, tomate, par exemple)

Plat

Poisson + légumes

Céréales complètes, sinon 2 tranches de pain complet

1 thé ou café

2 carrés de chocolat noir

Goûter

1 fruit de saison

1 yaourt nature avec 2 cuillerées à soupe de son d'avoine

1 cuillerée à café de miel

4 pruneaux

1 thé vert ou rooibos

Soir

Tomates floconnées

1 tisane à la fleur d'oranger, rooibos choco-menthe

☑ *ma* to-do list de courses

Graines de lin
Quinoa
Amandes, noisettes
Yaourt nature
Citron
Huile de colza première pression à froid
Banane - Fruits de saison
Tomates
Flocons de riz - Flocons de millet
Huile d'olive
Basilic - Estragon
Pain complet
Chocolat noir
Rooibos choco-menthe
Son d'avoine
Miel
Chocolat noir

La recette du jour :
Tomates floconnées

Temps de préparation

15 mn

Temps de cuisson

20 mn à la poêle

30 mn au four

Ustensiles nécessaires

Une poêle avec couvercle

Un plat en Pyrex® avec couvercle, ou un plat type « Le Creuset »

Ingrédients

1 grosse tomate à farcir, ou 2 moyennes à belle chair

1 cuillerée à soupe de flocons de riz (vous pouvez varier les plaisirs en testant les flocons d'avoine, ou de millet)

4 cuillerées à café d'huile d'olive

1 cuillerée à café de basilic haché ou en poudre

½ cuillerée à café d'estragon

Sel, poivre

2 ou 3 olives noires émincées

1 cuillerée à soupe d'eau

1 cuillerée à café de parmesan râpé

1 filet de cabillaud

Huile de noix

La recette en 8 étapes

1. Lavez la tomate et coupez-la en deux.
2. Huilez très légèrement votre poêle et placez-y les tomates côté peau. Couvrez et faites chauffer afin de saisir la peau, celle-ci doit se détacher.
3. Lorsque la peau est fripée et légèrement grillée, retournez la tomate et laissez cuire à feux doux. La chair doit devenir tendre.
4. Hors du feu, retirez la peau.
5. Écrasez la tomate dans son jus et ajoutez la cuillerée de flocons, le basilic, l'estragon, les olives émincées, le sel, le poivre. Mélangez.
6. Versez le tout dans le plat allant au four.
7. Ajoutez 1 cuillerée à soupe d'eau à la surface, ainsi que le parmesan.
8. Enfournez à 180 °C pendant 15 mn. Si votre four est froid, comptez 25 mn. Complétez avec le filet de cabillaud, préparé simplement au cuit-vapeur, avec un peu d'Herbamare® et servi avec un filet d'huile de noix.

astuce !

... gain de temps

Vous devez arrêter le four plus tôt que prévu ? Laissez le plat dans le four, la chaleur ambiante permettra aux flocons de gonfler.

5 façons
de repartir dans mon régime si j'ai craqué

> Sophie, 30 ans
>
> *“Quand j'ai un peu trop abusé, je compense avec une journée légère le lendemain. J'ai l'impression que mon corps le réclame !”*

Pas de panique ! Ne renoncez surtout pas ! Tous ceux qui se sont lancés dans un régime ont craqué un jour, ils n'ont pas renoncé pour autant. Perdre une toute petite bataille ne signifie pas que vous avez perdu la guerre !

1 Mon équilibre alimentaire se déroule sur une semaine

Ce n'est pas parce que j'ai fait un écart que la balance va s'en ressentir à la fin de la semaine. Je reprends mon régime tranquillement et je me pèse une fois par semaine, c'est bien suffisant.

2 Je fais le point sur mon carnet alimentaire

Je note consciencieusement ce que j'ai mangé chaque jour, mais j'indique aussi pourquoi j'ai craqué à tel déjeuner, ou pourquoi je me suis mise à grignoter tout l'après-midi : j'apprends ainsi à mieux me connaître et à prévenir mes réactions face au stress, à la fatigue, ou simplement face à une mauvaise journée. Je prends des photos de ce que je mange, ce qui me permet de prendre conscience de mes portions.

3 Je « déplace » ma journée dessert

Je n'ai pas pu résister à ce succulent dessert préparé avec amour par belle-maman ? Je le note sur mon carnet alimentaire et je décide de supprimer le gâteau du dimanche.

4 Je ne me déteste pas si j'ai craqué

On est déprimé, alors on mange. Et parce qu'on a mangé, on est déprimé, alors tant pis, on se remet à manger... Le fait de s'en vouloir aggrave la situation car elle ancre votre esprit dans un réflexe négatif.
Vous avez craqué ? Ce n'est pas très grave. Demain est un autre jour, différent d'aujourd'hui !

5 Je pars marcher une heure

Même si je n'apprécie pas particulièrement le sport, je peux décider de chausser mes baskets et je pars faire une grande marche après ce délicieux repas.

☑ *mon* carnet alimentaire

Chaque jour, je note (sans rien oublier !) le contenu de mes repas.

Petit déjeuner

....

....

Collation à 10 heures

....

....

Déjeuner

....

....

Goûter

....

....

Dîner

....

....

Mes grignotages

....

Mes craquages

....

Heure : .... Aliment : ....

Mes fringales :

Heure : ....

Je mourais d'envie de manger parce que : ....

Au lieu de craquer, j'aurais pu faire :

....

Mon état d'esprit au moment où j'avais très envie de manger :

....

Jour 16
Les menus de ma journée

Matin

1 fruit frais selon la saison : kiwi, orange, mandarine, kaki, fraises, pêche, 6 cerises…

50 g de muesli sans sucre avec du fromage blanc à 0 % ou 20 % ou du lait frais

4 abricots secs

1 boisson chaude sans sucre : thé vert, tisane ou café léger

Midi

Viande blanche + légumes

Céréales complètes, sinon 2 galettes de riz soufflé

1 verre de bon vin rouge

1 thé ou café

2 carrés de chocolat noir

Goûter

1 fruit de saison

1 yaourt nature avec une pointe de miel

1 tranche de pain complet

Soir

Apple cheese

1 tisane verveine ou rooibos épicé

ma to-do list de courses

Fruits de saison
Muesli bio sans sucre ajouté
Fromage blanc à 0 % ou 20 %
Yaourts nature
Abricots secs
Galettes de riz soufflé
Chocolat noir
Farine bise
Biscottes complètes
Œufs
Pommes
Crottin de chèvre

La recette du jour :
Apple cheese

Temps de préparation
8 à 10 mn

Temps de cuisson
25 mn à four chaud (180 °C)

Ustensiles nécessaires
Un moule à cake
Un petit saladier
Un mini-hachoir

Ingrédients
3 à 4 cuillerées à soupe de farine bise
4 cuillerées à soupe de lait écrémé ou demi-écrémé
1 œuf
Sel, épices : curry, 4-épices, 5-baies
1 biscotte complète
1 pomme
1 portion de fromage au lait cru : crottin de chèvre sec, cantal

La recette en 8 étapes

1. À l'aide d'un essuie-tout, huilez légèrement le moule.
2. Dans le bol du mini-hachoir, placez la biscotte grossièrement débitée, la pomme épluchée et coupée en petits morceaux, ainsi que les dés de fromage. Hachez le tout et mettez en attente.
3. Dans le saladier, mélangez le lait et la farine, ajoutez l'œuf. Battez le tout et assaisonnez avec les épices proposées selon votre goût.
4. Ajoutez la préparation que vous avez mise en attente dans le bol du hachoir, mélangez : la pomme et la biscotte vont donner du volume.
5. Placez la préparation dans le moule préalablement huilé.
6. Enfournez à 180 °C et laissez cuire pendant 25 mn.
7. Vérifiez la cuisson à l'aide d'une fourchette : l'aspect et la consistance doivent être celui d'un gâteau.
8. Servez chaud ou froid, accompagné d'une salade verte.

astuce !

... gain de temps

Cette recette peut se transporter facilement au bureau et être consommée froide.

Il est possible de préparer le cake « apple cheese » au cours du week-end et de le congeler : vous n'aurez plus qu'à l'enfourner pour le déguster sans avoir de préparation en semaine.

7 astuces
pour combattre la constipation

Rosannz,
46 ans

“Depuis quelques années, je bois un jus de citron avec de l’eau chaude, à jeun le matin. C’est bon pour mon transit... et pour mon teint !”

Les modifications de nos habitudes alimentaires provoquent parfois une constipation passagère, voici comment y remédier. À vous de tester l’ensemble des méthodes, et de choisir celle qui vous convient.

1 Je m’hydrate

Le fait de ne pas boire suffisamment peut être une source de constipation. Pour bien fonctionner, votre organisme a besoin d’être hydraté.

2 Je bouge

La sédentarité entraîne très souvent une prise de poids, mais elle entretient également la constipation. Si vous n’aimez pas le sport, pensez à bouger tout au long de la journée : préférez les escaliers à l’ascenseur, la marche à pied à la voiture. Si vous êtes très souvent assise, pensez à faire des pauses : accroupissez-vous, restez dans la position, puis relevez-vous en déroulant doucement votre dos. La position accroupie est particulièrement bénéfique au bon fonctionnement des intestins.

3 J’ajoute des fibres à mes menus

Son d’avoine, son de blé, fruits secs : n’hésitez pas à ajouter des fibres, notre alimentation actuelle en manque cruellement. Si vous n’y êtes pas habituée, allez-y progressivement, jusqu’à trouver l’équilibre qui vous convient. Pour certaines personnes, ce sera quelques pruneaux, pour d’autres trois cuillerées à soupe de son d’avoine : notez ce que vous consommez et recherchez votre dose personnelle.

4 Je mange des légumes verts

Les légumes verts sont les amis de nos intestins : prévoyez dans vos menus au moins deux légumes verts par semaine. Haricots, mange-tout, brocolis, épinards, côtes de bettes, choux... vous avez l'embarras du choix !

5 J'essaie les algues en gélules

Les algues sont riches en oligoéléments et elles sont également les amies de notre système digestif. Testez la chlorelle, la spiruline, tout particulièrement les jours où vous savez que vous n'allez pas avoir une alimentation équilibrée : au cours d'un week-end, d'un déplacement, d'un voyage.

6 Je presse des oranges

L'orange fraîchement pressée, mêlée de pulpe, est beaucoup plus efficace contre la constipation que les « pur jus » vendus dans le commerce. L'astuce ne fonctionne pas pour tous, mais de toute façon, vous ferez le plein de vitamines !

7 J'essaie l'huile d'olive

La méthode de nos grands-mères ? Une cuillerée à soupe d'huile d'olive à jeun au lever. La méthode n'est pas très ragoûtante, mais elle est... naturelle !

☑ *mon* carnet alimentaire

Chaque jour, je note (sans rien oublier !) le contenu de mes repas.

Petit déjeuner

....

....

Collation à 10 heures

....

....

Déjeuner

....

....

Goûter

....

....

Dîner

....

....

Mes grignotages

....

Mes craquages

....

Heure : .... Aliment : ....

Mes fringales :

Heure : ....

Je mourais d'envie de manger parce que : ....

Au lieu de craquer, j'aurais pu faire :

....

Mon état d'esprit au moment où j'avais très envie de manger :

....

Jour 17
Les menus de ma journée

Matin

1 fruit frais selon la saison : kiwi, orange, mandarine, kaki, fraises, pêche, 6 cerises...

50 g de muesli sans sucre avec du fromage blanc à 0 % ou 20 %, ou du lait frais

4 abricots secs

1 boisson chaude sans sucre : thé vert, tisane ou café léger

Midi

Entrée

Crudités (carottes râpées, petite salade verte avec la sauce à part, par exemple)

Plat

Poisson + légumes

Céréales complètes, sinon 2 tranches de pain complet

Dessert

1 petite portion de fromage (taille type portion de Vache qui rit®) avec l'une des 2 tranches de pain

1 verre de bon vin rouge

1 thé ou 1 café

Goûter

1 fruit de saison

1 yaourt nature avec une pointe de miel ou du sirop d'agave

2 galettes de riz soufflé

1 thé vert ou rooibos

Soir

Émincé de poulet, fonds d'artichauts

1 tisane ou rooibos oranger-hibiscus

ma to-do list de courses

Muesli sans sucres ajoutés
Abricots secs
Un très bon fromage : salers, roquefort, rocamadour...
Pain complet
Galettes de riz soufflé
Fruits de saison
Yaourts nature
Sirop d'agave
Fonds d'artichauts
Farine semi-complète
Escalopes de poulet
Ail
Estragon
Laurier
Huile d'olive

La recette du jour :
Émincé de poulet, fonds d'artichauts

Temps de préparation

10-15 mn

Ustensiles nécessaires

Une casserole

Une poêle

Deux assiettes

Un couteau

Une grande cuillerée à trous

Ingrédients

5 fonds d'artichauts, surgelés ou en conserve de verre

Farine semi-complète

1 escalope de poulet

1 petit oignon émincé

Persil

Sel, poivre, 1 cuillerée à café de moutarde

Huile d'olive pour badigeonner la poêle

Pour le bouillon à pocher :

L'équivalent de 4 pots de yaourt d'eau

1 cuillerée à café d'estragon

1 pointe de poudre d'ail

1 feuille de laurier

La recette en 11 étapes

1. Rincez les artichauts en conserve. Si vous utilisez des fonds surgelés, faites-les cuire pendant environ 8 mn à la casserole, ou 10 mn à la vapeur. Égouttez-les.

2. Placez les fonds d'artichauts dans l'assiette et séchez-les minutieusement à l'aide d'un essuie-tout.

3. Découpez chaque fond en quatre.

4. Enfarinez-les.

5. Dans la casserole, préparez le bouillon à pocher : versez l'eau, l'estragon, la poudre d'ail, le laurier.

6. Placez la casserole sur le feu et faites frémir.

7. Ajoutez le filet de poulet dans le bouillon pendant 2 à 3 minutes, selon l'épaisseur de la tranche. Pochez sans faire bouillir afin d'éviter que la viande ne devienne dure. Le fait de pocher la viande vous permet d'éviter d'utiliser une trop grande quantité de matière grasse pour la cuisson.

8. Égouttez le poulet et réservez le bouillon. Placez-le dans une assiette, séchez-le et découpez-le en une dizaine de morceaux. Enfarinez.

9. Badigeonnez légèrement la poêle d'huile et d'1 cuillerée à café de moutarde. Placez-y l'oignon émincé, le poulet, les artichauts, ajoutez du sel et du poivre.

10. Saisissez à feu moyen et remuez pour faire dorer.

11. Lorsque la préparation est saisie, ajoutez 2 à 3 cuillerées à soupe de bouillon. Mélangez en répandant un peu de persil. Vous pouvez servir, c'est prêt !

astuce !

... gain de temps

Il est possible d'utiliser une demi-tablette de bouillon de légumes pour gagner du temps, mais choisissez-le bio et avec le moins de matières grasses possible.

5 ruses
pour goûter avec les enfants sans grossir

Rose,
32 ans

“Plutôt que de me ruer sur les friandises des enfants, je me prépare un smoothie avec du lait écrémé, du fromage blanc et du sirop d’agave. Je le parfume à la vanille ou à la cannelle... et je sirote !”

Nous l’avons dit, le goûter est l’ami de votre régime. Évitez de grignoter et partagez un moment de détente avec vos enfants.

1 Le goûter devient une fête

Les enfants rentrent de leurs activités, claquent la porte d’entrée puis celle du réfrigérateur et déballent rapidement une barre chocolatée tout en allumant l’écran de l’ordinateur ? Et si vous organisiez une version plus conviviale du goûter ? Préparez une table toute simple, avec petites assiettes et jolis verres, et invitez vos enfants à s’asseoir. Ils seront heureux de partager avec vous cette petite pause et de vous raconter leur après-midi.

2 Bon pour moi, bon pour eux

Les barres chocolatées vous font grossir, c’est pourquoi vous avez décidé de les supprimer. Mais elles ne sont pas fantastiques non plus pour la santé de vos enfants. Elles sont bourrées de sucres rapides et de graisses. Et si vous leur proposiez un autre menu de goûter ? Un fruit, une tranche de pain, un peu de chocolat. Vive les tartines d’autrefois !

3 J'éduque leur goût et je leur apprends la variété

Préparez de petites coupelles de fruits que vous aurez préalablement découpés. Variez les plaisirs, pommes, poires, bananes, cerises, fraises... changez selon les saisons. Ajoutez à cela un produit laitier différent chaque jour, un feu d'artifice de confitures et de miels : ils devraient oublier le goûter vite déballé vite mangé.

4 J'évite les gourmandises trop... gourmandes

Videz progressivement vos placards des friandises néfastes à votre ligne et peu diététiques pour vos enfants, vous éviterez ainsi la tentation.

5 Je me prépare une boisson chaude

Prenez votre goûter avec eux et buvez lentement votre thé ou votre tisane. Cet instant va réchauffer votre bonne humeur et vous détendre.

☑ *mon* carnet alimentaire

Chaque jour, je note (sans rien oublier !) le contenu de mes repas.

Petit déjeuner

....

....

Collation à 10 heures

....

....

Déjeuner

....

....

Goûter

....

....

Dîner

....

....

Mes grignotages

....

Mes craquages

....

Heure : .... Aliment : ....

Mes fringales :

Heure : ....

Je mourais d'envie de manger parce que : ....

Au lieu de craquer, j'aurais pu faire :

....

Mon état d'esprit au moment où j'avais très envie de manger :

....

Jour 18

Les menus de ma journée

Matin

1 fruit frais selon la saison : kiwi, orange, mandarine, kaki, fraises, pêche, 6 cerises…

2 tranches de pain complet avec 1 petite portion de beurre fermier au lait cru et 2 cuillerées à café de confiture

5 pruneaux

1 boisson chaude sans sucre : thé vert, tisane ou café léger

Midi

Plat

Viande blanche + légumes

Céréales complètes si la cantine en propose, sinon 3 galettes de riz soufflé

1 verre de bon vin rouge

Dessert

1 fruit de saison

1 thé ou café

2 carrés de chocolat noir

Goûter

Jus d'oranges pressées avec 2 cuillerées à soupe de son d'avoine

1 thé vert

6 amandes à croquer

3 pruneaux

Soir

Choux de Bruxelles à l'ardéchoise

1 tranche de jambon blanc

1 tisane verveine-menthe ou rooibos pêche-abricot

ma to-do list de courses

Choux de Bruxelles
Flocons de châtaignes toastés
Oignons
Échalotes
Biscottes complètes
Amandes
Pruneaux
Oranges à presser
Son d'avoine
Galettes de riz soufflé
Pain complet
Fruits de saison
Beurre fermier
Confiture

La recette du jour :
Choux de Bruxelles à l'ardéchoise

Temps de préparation

10 mn

Temps de cuisson des choux de Bruxelles

- surgelés, 7 mn en immersion dans l'eau bouillante
- frais, 7 mn dans l'autocuiseur

Ustensiles nécessaires

Un bol

Une casserole

Une petite poêle ou un wok avec un couvercle

Une tasse

Ingrédients

1 bol de choux de Bruxelles frais ou surgelés, de préférence de petite taille (leur saveur est plus douce)

2 cuillerées à soupe de flocons de châtaignes toastés

2 cuillerées à café de chapelure maison

½ cuillerée à soupe d'huile d'olive

1 petit oignon ou échalote

Sel, thym, poivre

La recette en 8 étapes

1. Placez les flocons dans la tasse et recouvrez-les d'eau chaude.
2. Mesurez la quantité de choux avec le bol. S'ils sont frais, nettoyez-les.
3. Mettez ¾ de litre d'eau salée à bouillir. Plongez-y les choux pendant 7 mn.
4. Pendant ce temps, émincez l'oignon et placez-le dans la poêle avec l'huile et une pincée de sel.
5. Faites « suer » l'oignon à température modérée. Surveillez la cuisson et ajoutez si nécessaire un tout petit peu d'eau pour éviter toute coloration.
6. Lorsque l'oignon est prêt, retirez la poêle du feu. Égouttez les choux dès qu'ils sont cuits.
7. Mettez les choux sur les oignons, salez, poivrez, ajoutez le thym et mélangez.
8. Ajoutez les flocons devenus fondants et un peu de chapelure. Mélangez, c'est prêt. Pour un apport en protéines, vous pouvez ajouter quelques lanières de jambon cuit dans la préparation.

astuce !

... variété

Cette recette convient à de nombreux légumes : brocolis, chou-fleur, courgettes.

7 façons
de poursuivre mon régime en période de fêtes

Elodie,
49 ans

“Pour les repas de fête, j’opte pour des bols, des assiettes, des coupes de petite taille : ainsi, je mange facilement jusqu’à deux fois moins sans même m’en rendre compte ! Idem pour les verres : je les choisis hauts et étroits plutôt que bas et évasé, je bois moins, c’est autant de calories économisées.”

Les fêtes familiales peuvent être chaleureuses avec un peu moins de foie gras. Misez sur les saveurs. Avez-vous pensé à proposer la dégustation d’un thé de Noël, ou une salade de fruits d’hiver à la cannelle ?

1 Je me fais un petit programme avant-après

Au cours de la semaine qui précède les fêtes, je privilégie la légèreté et j’évite les desserts sucrés. Après les festivités, j’opte pour une semaine riche en légumes, bouillons et soupes de légumes, qui m’aideront à éliminer.

2 Je me fais plaisir sans me resservir

Je mange de tout sans me priver, mais je ne me ressers pas.

3 Je me méfie de l’apéritif

Ce n’est pas le plat principal qui va me faire grossir, mais l’ensemble des petits-fours grignotés sans vraiment s’en apercevoir avant le repas.

4 Je fais le plein d’oligo-éléments

Si j’aime les huîtres et les fruits de mer, c’est le moment d’en profiter, ils sont légers et riches en oligo-éléments.

5 Je fais le plein d'oméga-3

Je propose au menu des poissons gras et sauvages (par exemple, du saumon fumé) et je les déguste avec un filet de jus de citron.

6 Mon assiette reste équilibrée

La dinde aux marrons est un plat riche en fibres ; si on complète avec une entrée de crudités, c'est parfait !

7 Je reste vigilante sur le beurre et la crème

J'évite les grosses tartines de beurre sur les blinis, je préfère accompagner mon saumon fumé d'une bonne tranche de pain de seigle et un filet de jus de citron. J'évite les sauces riches en crème, je propose à mes invités des sauces parfumées aux épices et aux herbes (cumin, curcuma, ciboulette) composées avec un yaourt ou du fromage blanc.

☑ *mon* carnet alimentaire

Chaque jour, je note (sans rien oublier !) le contenu de mes repas.

Petit déjeuner

....

....

Collation à 10 heures

....

....

Déjeuner

....

....

Goûter

....

....

Dîner

....

....

Mes grignotages

....

Mes craquages

....

Heure : .... Aliment : ....

Mes fringales :

Heure : ....

Je mourais d'envie de manger parce que : ....

Au lieu de craquer, j'aurais pu faire :

....

Mon état d'esprit au moment où j'avais très envie de manger :

....

Jour 19
Les menus de ma journée

Matin

1 fruit frais selon la saison : kiwi, orange, mandarine, kaki, fraises, pêche, 6 cerises...

2 Weetabix® avec du lait frais et 2 cuillerées à café de miel

3 figues sèches

1 boisson chaude sans sucre : thé vert, tisane ou café léger

Midi

Plat

Grande salade composée de crudités (la sauce à part)

2 tranches de pain complet

Dessert

1 yaourt avec une pointe de miel

1 thé ou café avec un carré de chocolat noir

Goûter

1 fruit de saison

1 fromage blanc à 0 % ou 20 % avec une pointe de sirop d'agave ou 1 cuillerée à café de confiture

4 pruneaux

1 thé vert ou rooibos

Soir

Aubergines à la parisienne

1 tisane camomille ou rooibos vanille

ma to-do list de courses

Weetabix®
Miel
Figues sèches
Pain complet
Chocolat noir
Fruits de saison
Fromage à 0 % ou 20 %
Miel ou confiture
Pruneaux
Aubergines
Champignons de Paris
Ail, oignon
Lardons
Estragon
Herbes de Provence ou bouquet garni

La recette du jour : *Aubergines à la parisienne*

Temps de préparation

10 à 20 mn

Ustensiles nécessaires

Une poêle avec couvercle

Une casserole avec un panier vapeur, ou un cuit-vapeur, ou un autocuiseur

Un plat en Pyrex® avec couvercle, pour réchauffer si nécessaire

Un mini-hachoir

Ingrédients

1 aubergine

Bouquet garni ou laurier, sel, thym

1 petite boîte de champignons de Paris émincés (80 g, contenance 56 g)

1 cuillerée à soupe d'huile d'olive

1 gousse d'ail émincée

1 oignon

Thym, sel, poivre, estragon, persil

2 cuillerées à soupe de chapelure maison ou 1 galette de céréales

2 ou 3 lardons ou 20 dés de jambon blanc

La recette en 7 étapes

1. Épluchez l'aubergine et coupez-la dans le sens de la longueur. Placez-la dans le cuit-vapeur, côté arrondi sur le fond. Ajoutez les aromates. Laissez cuire 5 mn, puis mettez en attente.
2. Rincez les champignons et émincez-les encore un peu.
3. Dans la poêle, versez l'huile et placez-y l'oignon ainsi que les dés de jambon blanc. Faites suer l'oignon à feu modéré jusqu'à ce qu'il devienne translucide.
4. Jetez les champignons dans la poêle avec le thym, le poivre, l'estragon et la gousse d'ail émincée.
5. Ajoutez 1 cuillerée à soupe d'eau, couvrez et placez dans le four à température modérée. Laissez diminuer le liquide, puis rajoutez-en dès qu'il n'y en a plus. Recommencez l'opération deux ou trois fois. En fin de cuisson, les champignons seront moelleux et l'eau aura été absorbée. Répandez le persil sur la préparation.
6. Laisser tiédir. Pendant ce temps, placez la chapelure déjà prête ou la galette débitée en morceaux dans le mini-hachoir. Ajoutez la préparation et hachez le tout.
7. Installez les deux portions d'aubergine dans le plat en Pyrex®, puis recouvrez avec la préparation. Couvrez le plat s'il est destiné à être réchauffé et placez-le dans le four à 110 °C pendant quelques minutes avant l'heure du repas.

astuce !

... gain de temps

Il est possible d'utiliser de l'ail en poudre afin d'éviter d'avoir à émincer la gousse.

5 façons d'égayer mon régime

Marion, 32 ans

“Si vous avez des enfants, invitez-les à participer : ils seront par exemple ravis de dessiner des menus pour le repas du dimanche. Les miens adorent !”

Placez vos 5 sens en éveil ! Parfums, couleurs, chaque détail est important pour faire du repas un moment de bonheur.

1 Décorez

Imaginez un sandwich SNCF : si vous le présentez dans son emballage plastique, il sera aussi appétissant qu'un... sandwich SNCF. Si en revanche vous le présentez sur une assiette à larges bords, posée sur une nappe blanche et agrémentée d'un verre en cristal, il aura l'air d'un mets rare, raffiné et appétissant. Sans aller jusqu'à sortir la vaisselle des grands jours à chaque déjeuner, prenez le temps de dresser une jolie table.

2 Fleurissez, colorez

La couleur ravit les papilles : posez un bouquet de fleurs sur la table et pensez à colorer vos menus. Outre le fait qu'ils sont bons pour la santé car très riches en antioxydants, les légumes hauts en couleur sont plus appétissants. Pensez aux poivrons, potiron, carottes... cuisinez en couleurs !

3 Découpez

Ras le bol des fruits ? Découpez-les en salade, ils seront plus appétissants. Il en est de même pour les légumes : coupés en petits morceaux ou râpés, ceux-ci absorbent la saveur des épices à merveille et vous donnent une sensation de variété immédiate.

4 Présentez

Utilisez de petites coupelles et proposez de petites quantités variées : coupelles de lentilles corail, verrines de tomates tranchées en minuscules morceaux. Vous aurez la sensation de picorer dans les saveurs à votre guise.

5 Mettez en scène

Le repas n'est pas une punition, c'est un moment de fête : installez des chandelles, choisissez une musique d'ambiance, dressez une jolie table à l'extérieur si vous en avez la possibilité et s'il fait beau, profitez du coin du feu si vous avez la chance d'avoir une cheminée.

☑ *mon* carnet alimentaire

Chaque jour, je note (sans rien oublier !) le contenu de mes repas.

Petit déjeuner

....

....

Collation à 10 heures

....

....

Déjeuner

....

....

Goûter

....

....

Dîner

....

....

Mes grignotages

....

Mes craquages

....

Heure : .... Aliment : ....

Mes fringales :

Heure : ....

Je mourais d'envie de manger parce que : ....

Au lieu de craquer, j'aurais pu faire :

....

Mon état d'esprit au moment où j'avais très envie de manger :

....

Jour 20
Les menus de ma journée

Matin

1 fruit frais selon la saison : kiwi, orange, mandarine, kaki, fraises, pêche, 6 cerises…

½ bol de corn-flakes complets, sans sucre avec du fromage blanc à 0 % ou 20 %, ou du lait frais

1 poignée d'amandes et 4 abricots secs

1 boisson chaude sans sucre : thé vert, tisane ou café léger

Midi

Entrée

Crudités (pamplemousse, tranche de melon, tomate, par exemple)

Plat

Poisson + légumes

Céréales complètes, sinon 1 tranche de pain complet

Dessert

Salade de fruits sans sucre

1 thé ou café

2 carrés de chocolat noir

Goûter

1 fruit de saison ou compote avec 2 cuillerées à soupe de son d'avoine

5 noisettes

1 tranche de pain complet

1 thé vert ou rooibos

Soir

Riz coulis brocolis et un petit rien d'anchois

1 tranche de saumon au cuit-vapeur

1 tisane ou rooibos vert agrumes

☑ ma to-do list de courses

Corn-flakes complets
Fromage blanc à 0 % ou 20 %
Noisettes
Fruits de saison
Son d'avoine
Chocolat noir
Rooibos vert agrumes
Pain complet
Riz
Brocolis
Concentré de tomate
Tomates
Oignon
Jambon blanc
Saumon

La recette du jour :
Riz coulis brocolis et un petit rien d'anchois

Temps de préparation
20 mn avec le riz et les brocolis déjà cuits

Ustensiles nécessaires
Un plat en Pyrex® pour réchauffer
Une poêle
Un bol mixeur ou un blender
Une spatule en bois
Une assiette et une feuille d'essuie-tout

Ingrédients
2 cuillerées à soupe de riz cuit (pilaf) – quantité : ½ pot de yaourt par personne
5 ou 6 bouquets de brocolis cuits

Pour le coulis :
Concentré de tomate
2 tomates bien mûres
2 cuillerées à café d'huile d'olive
1 oignon
1 gousse d'ail
3 ou 4 dés de jambon cuit
½ cuillerée à café de basilic haché
Origan et romarin à saupoudrer
2 filets d'anchois
Sel, poivre

La recette en 8 étapes

1. Prévoyez à l'avance la cuisson du riz et des brocolis.
2. Présentez séparément dans le plat en Pyrex® le riz et les brocolis égouttés.
3. Ébouillantez les tomates et retirez la peau.
4. Dans la poêle, saisissez l'oignon, les dés de jambon dans un peu d'huile d'olive.
5. Coupez grossièrement les tomates et placez-les dans la poêle. Ajoutez les aromates et le concentré de tomate. Faites cuire à feu moyen pendant 15 mn. Surveillez la cuisson et remuez de temps à autre. Écrasez les morceaux. La sauce doit épaissir, changer de couleur, devenir foncée et s'accrocher à la spatule.
6. Laissez tiédir puis mixez.
7. Dans l'assiette, placez une feuille d'essuie-tout, ouvrez la boîte d'anchois et placez les filets sur la feuille absorbante afin de les débarrasser de l'excès d'huile. Débitez-les en petits morceaux.
8. Répandez le coulis sur la préparation riz-brocolis et réchauffez. Au moment de servir, ajoutez les anchois.

astuce !

... gain de temps

Faites cuire une plus grande quantité de riz et réalisez à l'avance plusieurs recettes qui en contiennent.

5 trucs
contre les vieux démons : beurre, fromage, chocolat, vin

Virginie,
28 ans

“Pour limiter ma consommation de beurre, je l’achète en minidose, comme dans les hôtels. Je m’autorise 1 dose par jour, pas plus !”

Il ne s’agit pas de les renier. Il s’agit simplement de les consommer avec modération, en dégustation...

1 Une râpe

La râpe vous permet de consommer des quantités moins importantes de vos péchés mignons : râpez du fromage sur un morceau de pain, râpez du chocolat dans un yaourt...

2 Un couteau

Au lieu d’utiliser votre couteau pour trancher dans la motte de beurre, grattez des copeaux sur le dessus afin de beurrer finement votre tartine.

3 Un petit verre

Les petits verres de comptoir sont aujourd’hui à la mode. C’est une chance ! Placez-les sur votre table en guise de verre à vin. Ils seront votre unité de mesure. Un verre, pas plus. Et comme ces verres ne sont pas grands du tout, vous n’en consommerez pas beaucoup !

4 Une Vache qui rit®

Le triangle de Vache qui rit® peut être votre unité de mesure lorsque vous vous servez une portion de fromage : une portion, pas plus. Pensez à cette dimension et offrez-vous plutôt un bon cantal... !
Pour le beurre, vous pouvez faire de même avec les portions généralement proposées dans les restaurants.

5 Un peu de packaging

Les chocolats existent en portions individuelles d'un carré. Outre le fait que cette présentation est élégante, elle vous permet de doser justement votre quantité de gourmandise en évitant de croquer dans la tablette !
Il existe également de petites bouteilles de vin, des portions individuelles de beurre. Pour le fromage, certains fromagers proposent des plateaux tout prêts confectionnés avec des fromages AOC en toutes petites portions.

☑ *mon* carnet alimentaire

Chaque jour, je note (sans rien oublier !) le contenu de mes repas.

Petit déjeuner

....

....

Collation à 10 heures

....

....

Déjeuner

....

....

Goûter

....

....

Dîner

....

....

Mes grignotages

....

Mes craquages

....

Heure : .... Aliment : ....

Mes fringales :

Heure : ....

Je mourais d'envie de manger parce que : ....

Au lieu de craquer, j'aurais pu faire :

....

Mon état d'esprit au moment où j'avais très envie de manger :

....

Jour 21
Les menus de ma journée

Matin

1 crème Budwig : avec votre moulin à café, mixez 1 cuillerée à café de graines de lin, de tournesol, de courge, d'amandes ou de noisettes. Mixez aussi 2 cuillerées à café de graines au choix : sarrasin, quinoa. Mélangez le tout avec 1 yaourt et ajoutez 1/2 banane écrasée bien mûre, le jus de 1/2 citron et quelques morceaux de fruits de saison. Ajoutez 1 cuillerée à café d'huile vierge de colza bio.

1 boisson chaude sans sucre : thé vert, tisane ou café léger

Midi

Viande blanche + légumes

Céréales complètes, sinon 2 galettes de riz soufflé

1 portion de bon fromage ou thé ou café avec la douceur de la semaine : mon gâteau préféré

Goûter

1 fruit de saison

1 yaourt nature avec 2 cuillerées à soupe de son d'avoine et 1 cuillerée à café de confiture

La douceur de la semaine : 1 part de tarte ou de mon dessert préféré si je ne l'ai pas pris à midi

1 thé vert ou rooibos

Soir

Crevettes ou crabe en floconnade

1 tisane fleur d'oranger ou rooibos choco-menthe

☑ *ma* to-do list de courses

Graines de lin
Huile de colza première pression à froid
Fromage blanc à 0 % ou 20 % ou yaourt
Graines de sarrasin ou riz semi-complet
Citron - Banane
Son d'avoine
Confiture
Galettes de riz soufflé
Une part de gâteau ou une part de bon fromage
Crevettes ou crabe
Mélange de flocons
Œufs
Mon gâteau préféré ou une portion de bon fromage

La recette du jour :
Crevettes ou crabe sur floconnade

Temps de préparation

5 mn

Prévoir un trempage d'environ 20 mn

Ustensiles nécessaires

Deux bols

Une poêle avec un couvercle

Une assiette pouvant s'ajuster à la poêle

Ingrédients

1 petite boîte de crevettes ou de crabe (100 g égouttés)

½ cuillerée à café de moutarde

Quelques gouttes d'huile de noix

1 cuillerée à café de jus de citron

1 mélange de flocons : riz, millet, avoine, châtaigne – quantité : l'équivalent des ¾ d'un pot de yaourt ou d'un verre

1 œuf

2 cuillerées à café d'huile d'olive

Aromates : estragon, basilic, origan, persil, poivre, sel

La recette en 6 étapes

1. Placez le mélange de flocons dans le bol. Recouvrez-les d'eau chaude. Ajoutez les assaisonnements, puis laissez tremper.
2. Avant le repas, ouvrez la boîte de crevettes ou de crabe, rincez et égouttez. Ajoutez la moutarde, l'huile de noix, le jus de citron et mettez en attente.
3. Cassez l'œuf sur les flocons et battez le tout.
4. Mettez l'huile d'olive dans la poêle et faites chauffer. La poêle doit être très chaude, mais l'huile ne doit pas fumer.
5. Jetez la floconnade dans la poêle et laissez saisir. Puis couvrez et laissez cuire. À l'aide de l'assiette, retournez la floconnade afin de la faire cuire de l'autre côté.
6. Placez la floconnade dorée des deux côtés sur une assiette et disposez les crevettes préalablement assaisonnées sur la surface de la galette. Consommez aussitôt.

astuce !

... verte

La floconnade s'accompagne volontiers de quelques rondelles fines de concombre ou d'une feuille de salade découpée en lanières.

8 ruses
à tester si je n'aime pas les légumes

Sophie,
28 ans

“Pour faire manger des légumes incognito à mes enfants, je les découpe en petits morceaux, ils passent alors inaperçus dans les pâtes ou le riz...”

Il se cache dans le mot « légumes » des souvenirs de notre enfance assez peu appétissants : les salsifis de la cantine, les épinards que l'on nous obligeait à ingurgiter avec de la cervelle. Et si on les choisissait et les accommodait à notre goût ?

1 Je les mixe

Les purées mélangées de légumes peuvent être savoureuses et servies en petites quantités autour d'une viande. Le fait de les mixer donne souvent moins la sensation que l'on consomme des légumes « à l'eau ».

2 Je les râpe

La râpe permet non seulement de cuire plus rapidement vos légumes, mais elle leur permet de se gorger des saveurs que vous y aurez apportées : jus de viande, épices...

3 Je les cuis au four

Cuisez vos légumes au four plutôt qu'à la poêle, ils seront extrêmement fondants, avec un minimum de matière grasse. Si vous les trouvez fades, ajoutez un oignon ou un peu d'ail dans l'eau de cuisson. Utilisez de préférence un plat à hauts bords en terre cuite.

4 Je les mêle aux céréales

Osez les petits pois dans les céréales, ou un riz mêlé de morceaux de poivrons. Faites cuire vos légumes au préalable, par exemple dans un cuit-vapeur, vous n'aurez plus qu'à les assaisonner dans la poêle puis à jeter vos pâtes par-dessus. Mélangez, c'est prêt !

5 Je les mêle à la viande

C'est ainsi que dans les pays asiatiques on consomme la viande et les légumes. Le célèbre bo-bun est un plat très équilibré, composé de petits morceaux de viande et additionné de pousses de haricots mungo et de jeunes feuilles de salade. Les saveurs se mélangent et se rehaussent les unes par rapport aux autres.

6 J'ajoute un œuf

Un petit reste de courgettes à l'eau bien trop fades ? Cassez un œuf, battez-le et jetez le tout dans une poêle : l'œuf se marie à merveille avec les légumes et les adoucit délicieusement.

7 J'ajoute un peu de Maïzena®

Si vous trouvez que les légumes manquent de moelleux, surtout lorsque l'on ôte la mayonnaise et la sauce béchamel qui les accompagnent, pensez à ajouter une pointe de Maïzena® avant de les enfourner. Par exemple, composez rapidement une base pour vos courgettes à l'aide d'une cuillère à café de Maïzena®, d'un peu de lait écrémé et de coulis de tomate. Versez le tout sur vos courgettes, assaisonnez et enfournez.

8 J'agrémente avec des épices

Pas le temps du tout de cuisiner ? Arrosez vos légumes d'épices exotiques : curcuma, curry, colombo... Ils donneront un air de fête à un petit reste de légumes qui traîne au fond du réfrigérateur.

☑ *mon* carnet alimentaire

Chaque jour, je note (sans rien oublier !) le contenu de mes repas.

Petit déjeuner

....

....

Collation à 10 heures

....

....

Déjeuner

....

....

Goûter

....

....

Dîner

....

....

Mes grignotages

....

Mes craquages

....

Heure : .... Aliment : ....

Mes fringales :

Heure : ....

Je mourais d'envie de manger parce que : ....

Au lieu de craquer, j'aurais pu faire :

....

Mon état d'esprit au moment où j'avais très envie de manger :

....

Jour 22
Les menus de ma journée

Matin

1 fruit frais selon la saison : kiwi, orange, mandarine, kaki, fraises, pêche, 6 cerises…

50 g de muesli sans sucre avec du fromage blanc à 0 % ou 20 %, ou du lait frais

4 abricots secs

1 boisson chaude sans sucre : thé vert, tisane ou café léger

Midi

Entrée

Crudités (carottes râpées, petite salade verte avec la sauce à part, par exemple)

Plat

Poisson + légumes

Céréales complètes, sinon 2 tranches de pain complet

Dessert

1 petite portion de fromage (taille type portion de Vache qui rit®) avec l'une des 2 tranches de pain

1 thé ou 1 café

Goûter

1 fruit de saison

1 yaourt nature avec une pointe de miel ou du sirop d'agave

2 galettes de riz soufflé

1 thé vert ou rooibos

Soir

Timbale gourmande

1 tisane tilleul ou rooibos épicé

ma to-do list de courses

Rooibos épicé
Sirop d'agave
Miel
Yaourts nature
Galettes de riz soufflé
Mon gâteau préféré ou une portion de fromage
Muesli complet
Abricots secs
Fruits de saison
Filet de dinde ou de poulet
Cornichons
Lait écrémé en poudre
Farine d'avoine
Tapioca
Œuf

La recette du jour : *Timbale gourmande*

Temps de préparation
15 à 20 mn

Temps de cuisson
25 mn à 150 °C

Ustensiles nécessaires
Un mini-hachoir
Un ramequin
Un bol

Ingrédients
2 petites tranches de poulet ou de dinde très fines
1 biscotte complète
3 cuillerées à café de lait écrémé en poudre
4 petits cornichons
½ cuillerée à café d'estragon
3 cuillerées à café de farine d'avoine ou 2 cuillerées à café de farine d'avoine et 1 cuillerée à café de tapioca
1 œuf
4 cuillerées à soupe d'eau
1 cuillerée à café d'huile d'olive
Sel, poivre ou 5-baies

La recette en 5 étapes

1. Placez dans le mini-hachoir la biscotte débitée en morceaux, les tranches de viande découpées, le lait en poudre, la farine, les cornichons débités, l'estragon, le sel, le poivre et hachez le tout.
2. Cassez l'œuf dans le bol, ajoutez l'eau et l'huile d'olive.
3. Mélangez avec le contenu du mini-hachoir, laissez gonfler environ 15 minutes.
4. Tassez un peu puis placez la préparation dans un ramequin qui puisse aller au four.
5. Faites cuire à 150 °C pendant 25 mn. Consommez chaud ou froid.

astuce !

... variété

Il est possible de remplacer le poulet par des sardines au naturel, du thon, du saumon ou des anchois en suivant la même recette. Pour les anchois, veillez à ne pas ajouter de sel.

6 ruses
à adopter si j'ai horreur des céréales complètes

Les céréales complètes contiennent jusqu'à

80 %

de glucides (sous forme d'amidon). Ils sont localisés au cœur des grains. Ces glucides lents sont absorbés lentement par l'intestin ce que favorise une énergie plus saine.

Le millet, c'est pour les oiseaux, l'avoine pour les chevaux... La viande trône en maître dans nos assiettes depuis le milieu du XXe siècle. Les céréales sont laissées aux pauvres, on a oublié leurs saveurs.

1 Démarrez en douceur

Si vous adorez les coquillettes blanches et que vous passez directement au riz complet, vous risquez d'en détester la saveur. Allez-y progressivement en testant les préparations semi-complètes : riz semi-complet, coquillettes semi-complètes.

2 Ajoutez du son

Vous ne profiterez pas des bienfaits du germe de la plante, mais vous aurez au moins un apport en fibres contenues dans le son, que vous pouvez saupoudrer par exemple sur des pâtes blanches.

3 Consommez-en de petites quantités

Évitez les grandes assiettées de céréales si vous n'y êtes pas habituée. Vous allez trouver le plat bourratif et peu savoureux. Composez vos menus comme dans les grands restaurants : une petite portion de quinoa regroupée sur le côté de votre assiette vous paraîtra plus appétissante aux côtés d'une viande blanche qu'une grande assiette remplie de boulgour.

4 Découvrez les légumes secs

Vous pouvez aussi remplacer dans certains menus les céréales par des légumes secs, riches en fibres, en protéines végétales et minéraux : lentilles, flageolets, pois cassés... à votre guise !

5 Mélangez-les aux légumes et à la viande

Tout comme pour les légumes, ce sont les grandes quantités un peu brutes (céréales toutes simples, avec un filet d'huile d'olive) qui sont les moins appétissantes si on ne les apprécie pas. En revanche, si on les mélange aux légumes et à la viande sous forme de plat unique, elles s'intègrent beaucoup mieux aux menus de notre régime.

6 Consommez-les dans une soupe

Pensez aux flocons de céréales complètes (millet, avoine). Ils ne nécessitent aucune préparation et vous pouvez en verser une ou deux poignées dans une soupe de légumes. Ils apporteront de l'onctuosité et la consommation de vos céréales passera pratiquement inaperçue !

☑ *mon* carnet alimentaire

Chaque jour, je note (sans rien oublier !) le contenu de mes repas.

Petit déjeuner

....

....

Collation à 10 heures

....

....

Déjeuner

....

....

Goûter

....

....

Dîner

....

....

Mes grignotages

....

Mes craquages

....

Heure : .... Aliment : ....

Mes fringales :

Heure : ....

Je mourais d'envie de manger parce que : ....

Au lieu de craquer, j'aurais pu faire :

....

Mon état d'esprit au moment où j'avais très envie de manger :

....

Jour 23
Les menus de ma journée

Matin

1 fruit frais selon la saison : kiwi, orange, mandarine, kaki, fraises, pêche, 6 cerises...

2 tranches de pain complet avec 1 petite portion de beurre fermier au lait cru et 2 cuillerées à café de confiture

5 pruneaux

1 boisson chaude sans sucre : thé vert, tisane ou café léger

Midi

Plat

Viande blanche + légumes

Céréales complètes, sinon 3 galettes de riz soufflé

Dessert

1 fruit de saison

1 thé ou café

2 carrés de chocolat noir

Goûter

Jus d'oranges pressées avec 2 cuillerées à soupe de son d'avoine

1 thé vert

6 amandes à croquer

3 pruneaux

Soir

Ramequin surprise et blanc de poireaux

1 tisane ou rooibos nature

ma to-do list de courses

Fruits de saison
Pain complet
Pruneaux
Beurre fermier
Confiture
Galettes de riz soufflé
Chocolat noir
Amandes
Oranges à presser
Son d'avoine
Poivrons rouges
Poireaux
Fines tranches de dinde ou poulet
basilic

La recette du jour :
Ramequin surprise et blanc de poireaux

Temps de préparation
15 mn

Temps de cuisson
Le poivron sera préalablement grillé, comme pour les aubergines Carmen (p. 87)
Cuisson vapeur des poireaux : 12 mn
Cuisson du ramequin surprise : 20 mn au four froid ou 15 mn à 150 °C

Ustensiles nécessaires
Un ramequin ou un récipient en grès allant au four
Un bol

Ingrédients
2 blancs de poireaux
2 tranches d'un beau poivron rouge
2 tranches fines de poulet ou de dinde cuite
Poivre
½ cuillerée à café de basilic

La recette en 7 étapes

1. Pour le poivron à griller, voir les aubergines Carmen p. 87. Mettre le poivron grillé dans un récipient couvert, légèrement arrosé d'huile d'olive.
2. Placez une tranche de poivron déjà huilé au fond du ramequin.
3. Ajoutez au-dessus les tranches de viande cuite.
4. Recouvrez-les d'une seconde tranche de poivron. Arrosez le tout avec l'huile qui a servi à conserver le poivron (ce qui doit représenter à peine 1 cuillerée à café).
5. Cassez l'œuf dans le bol, poivrez légèrement, ajoutez ½ cuillerée à café de basilic et battez l'ensemble.
6. Répandez le contenu du bol sur la préparation placée dans le ramequin. Vous pouvez ajouter une touche de chapelure si vous le souhaitez.
7. Enfournez 20 mn à four froid, 15 à four chaud (150 °C). Servez avec les poireaux cuits à la vapeur.

astuce !

... gain de temps

S'il vous reste deux tranches de poivron dans le bol, recommencez l'opération le surlendemain en remplaçant la viande par des filets de thon (80 g de thon pour une boîte de 100 g).

7 stratagèmes pour résister à l'apéritif

Léa,
35 ans

“Quand je suis invitée à dîner, je prends un goûter dans l'après-midi : une pomme ou deux prunes ou trois abricots et un yaourt nature.”

L'apéritif, c'est en quelque sorte un stand grignotage qui est placé sous votre nez et vous allez avoir du mal à résister. D'autant que, l'heure tardive aidant, vous commencez à avoir faim !

1 Mangez avant...

Si vous arrivez à l'heure de l'apéritif chez des amis avec l'estomac dans les talons, vous risquez fort de vous laisser tenter par les petits-fours et le champagne : préparez-vous un petit en-cas avant de partir. Avalez dans la demi-heure précédant l'apéritif un ramequin de fromage blanc à 0% et des crudités (carottes, tomates, concombre) + un grand verre d'eau. Les fibres des végétaux associées au liquide, mais aussi les protéines des produits laitiers, possèdent un pouvoir rassasiant quasi immédiat.

2 Remplissez votre verre une seule fois

... Et buvez-le extrêmement doucement. Le fait de tenir votre coupe à la main éloignera les personnes qui servent : vous n'aurez pas à vous resservir. Ne dépassez pas deux verres. Votre ligne a, elle-aussi, tout à y gagner : l'alcool, ça fait grossir et, quand la tête tourne, il devient bien difficile de se raisonner sur les quantités de petits-fours !

3 Tenez-vous éloignée du buffet

Discutez, plaisantez, mais évitez le buffet. Lorsque l'on y picore des petits-fours, on ne connaît pas réellement les quantités absorbées en fin d'apéritif et on passe à table alors que l'on a déjà pris un vrai repas sans en avoir vraiment conscience.

4 Portez un joli rouge à lèvres

Tellement joli qu'il serait dommage de l'effacer en se goinfrant... Souriez, vous êtes superbe !

5 Habillez-vous chic

Portez du blanc et un haut moulant : vous n'aurez aucune envie de vous tacher en croquant dans un millefeuille coulant et de vous sentir ballonnée alors même que vous n'êtes pas encore passée à table.

6 Arrivez un peu en retard...

Évitez d'être trop en avance ; dans le salon vide, vous aurez du mal à échapper au serveur ou à la maîtresse de maison qui fait circuler les plateaux... Si vous arrivez en fin d'apéritif, vous vous fondrez dans la foule et vous éviterez les tentations !

7 Passez sur le balcon

Au cours d'un apéritif, quelques convives se placent parfois sur le balcon ou à la fenêtre pour fumer une cigarette. Même si vous ne fumez pas, joignez-vous à eux, les plateaux auront plus de mal à vous parvenir !

☑ *mon* carnet alimentaire

Chaque jour, je note (sans rien oublier !) le contenu de mes repas.

Petit déjeuner

....

....

Collation à 10 heures

....

....

Déjeuner

....

....

Goûter

....

....

Dîner

....

....

Mes grignotages

....

Mes craquages

....

Heure : .... Aliment : ....

Mes fringales :

Heure : ....

Je mourais d'envie de manger parce que : ....

Au lieu de craquer, j'aurais pu faire :

....

Mon état d'esprit au moment où j'avais très envie de manger :

....

Jour 24
Les menus de ma journée

Matin

1 fruit frais selon la saison : kiwi, orange, mandarine, kaki, fraises, pêche, 6 cerises...

2 Weetabix® avec du lait frais et 2 cuillerées à café de miel

3 figues sèches

1 boisson chaude sans sucre : thé vert, tisane ou café léger

Midi

Plat

Grande salade composée de crudités (la sauce à part)

2 tranches de pain complet

Dessert

1 yaourt avec une pointe de miel

1 thé ou café avec 1 carré de chocolat noir

Goûter

1 fruit de saison

1 fromage blanc à 0 % ou 20 % avec une pointe de sirop d'agave ou 1 cuillerée à café de confiture

4 pruneaux

1 thé vert ou rooibos

Soir

Tranches gourmandes en kimono

1 rooibos vanille ou tisane verveine-menthe

☑ ma to-do list de courses

Choux chinois
Échalote
Tablette de bouillon de poule
Pommes de terre
Laurier
Huile d'olive
Rooibos vanille
Fruits de saison
Weetabix®
Figues sèches
Pruneaux
Miel
Pain complet
Fromage blanc à 0 % ou 20 %

La recette du jour :
Tranches gourmandes en kimono

Temps de préparation

15 mn

Temps de cuisson

15 mn à l'autocuiseur ou au cuit-vapeur

+ 45 mn au four

Ustensiles nécessaires

Un autocuiseur ou un cuit-vapeur

De la ficelle à rôti

Un plat en Pyrex® avec couvercle allant au four

Deux assiettes

Une casserole

Ingrédients

4 feuilles tendres et souples de choux chinois

2 tranches fines de bacon ou 2 tranches fines de poulet cuit avec 5 ou 6 lardons

1 petite pomme de terre

1 petite échalote

Quelques gouttes d'huile d'olive

Thym, origan, poivre

1 feuille de laurier

1 tablette de bouillon bio de poule ou de légumes

½ litre d'eau

La recette en 9 étapes

1. Préparez les feuilles de chou chinois et retirez les nervures du centre. Conservez uniquement la partie souple. Lavez-les, égouttez-les.
2. Installez les feuilles sans les détruire dans une assiette de manière à former une croix, qui, une fois les ingrédients placés à l'intérieur, pourra se fermer comme un petit paquet à ficeler.
3. Épluchez et lavez la pomme de terre, retirez la pelure de l'échalote.
4. Débitez l'échalote et la pomme de terre en minimorceaux.
5. Placez le bacon (ou les tranches de poulet avec les lardons), la pomme de terre découpée et l'échalote sur les feuilles disposées en croix. Ajoutez l'origan, le thym, le poivre.
6. Coupez 2 ou 3 morceaux de ficelle et glissez chaque morceau sous les feuilles. Fermez délicatement le kimono sur les tranches et les pommes de terre. Nouez et recommencez l'opération jusqu'à l'obtention d'un petit paquet.
7. Placez vos tranches en kimono dans le plat destiné à la cuisson vapeur, ou placez-les simplement au four.
8. Faites bouillir ½ litre d'eau dans une casserole, jetez-y les tablettes de bouillon et versez le tout sur les kimonos de chou chinois. Ajoutez quelques gouttes d'huile d'olive sur le sommet de la préparation.
9. Il ne vous reste plus qu'à faire cuire 15 mn dans l'autocuiseur ou dans le four. Consommez chaud.

astuce !

... gain de temps

- En fin de cuisson, il est possible de récupérer le bouillon qui pourra constituer une base pour un bon potage.
- Si vous avez un gros chou chinois, vous pouvez préparer ensemble la recette « nituké saumoné » (voir p. 151) et vos tranches gourmandes en kimono.
- Si vous souhaitez conserver une partie de votre chou, enlevez les parties oxydées et placez-le sans le laver dans un sac congélation bien fermé. Il se conservera ainsi plusieurs jours au réfrigérateur.

5 manières
de poursuivre un régime avec un mari et des enfants

Jennyfer,
36 ans

“Pour faire découvrir et savourer les légumes à mes enfants, on fait un jeu tous les samedis soir : un MasterChef familial. Qui cuisinera les meilleurs poivrons ? Papa, maman ou mon aînée ? Aux enfants de voter ! Je peux vous dire que tout le monde se surpasse !”

Il est assez facile d’avoir un réfrigérateur quasiment vide lorsque l’on est célibataire. Mais si vous avez une famille, il va falloir affronter les placards remplis de convoitises.

1 Je ne leur dis pas que je suis au régime

Les enfants, et notamment les petites filles, peuvent être influencées par le fait que vous souhaitiez perdre du poids. Quant à votre mari, il vous trouve sans doute très bien comme vous êtes et ne voit pas pourquoi vous changeriez vos habitudes alimentaires. Il est donc préférable de leur parler de bons réflexes alimentaires familiaux et de nouvelles saveurs à découvrir, plutôt que de régime.

2 Je ne place pas la casserole sur la table

Présentez votre repas comme au restaurant : remplissez les assiettes. Vous éviterez ainsi la tentation de vous servir dans la casserole, surtout si vous avez préparé un petit quelque chose très tentant pour les plus affamés.

3 Je présente les mets dans une multitude de petits plats

Vous pouvez aussi proposer le repas dans une série de grandes assiettes séparées : une pour la viande, une pour les céréales, une pour les légumes. Chacun pourra se servir à sa guise et vous recomposerez votre menu régime sans brimer les autres, en respectant des proportions plus allégées pour vous.

4 Je propose des soirées à thème

Égayez vos menus en étonnant votre famille : soirée bougies, soirée japonaise, soirée légumes de couleur...

5 J'éveille leurs papilles

Expliquez à votre entourage que vous en avez assez de manger toujours la même chose. Proposez des mets plus exotiques, comme le boulgour, le millet, la patate douce ou le potimarron. Ils pourront même s'amuser à voter et à donner des notes aux nouveaux aliments. Les mets ayant obtenu plus de la moyenne pourraient être autorisés à faire désormais partie de votre quotidien et des « plats préférés » de la famille.

☑ *mon* carnet alimentaire

Chaque jour, je note (sans rien oublier !) le contenu de mes repas.

Petit déjeuner

....

....

Collation à 10 heures

....

....

Déjeuner

....

....

Goûter

....

....

Dîner

....

....

Mes grignotages

....

Mes craquages

....

Heure : .... Aliment : ....

Mes fringales :

Heure : ....

Je mourais d'envie de manger parce que : ....

Au lieu de craquer, j'aurais pu faire :

....

Mon état d'esprit au moment où j'avais très envie de manger :

....

Jour 25
Les menus de ma journée

Matin

1 fruit frais selon la saison : kiwi, orange, mandarine, kaki, fraises, pêche, 6 cerises...

½ bol de corn-flakes complets, sans sucre avec du fromage blanc à 0 % ou 20 %, ou du lait frais

1 poignée d'amandes

4 abricots secs

1 boisson chaude sans sucre : thé vert, tisane ou café léger

Midi

Entrée

Crudités (pamplemousse, tranche de melon, tomate, par exemple)

Plat

Poisson + légumes

Céréales complètes, sinon 1 tranche de pain complet

Dessert

Salade de fruits sans sucre

1 thé ou café

2 carrés de chocolat noir

Goûter

1 fruit de saison ou compote avec 2 cuillerées à soupe de son d'avoine

5 noisettes

1 tranche de pain complet

1 thé vert ou rooibos

Soir

Délice du pèlerin

1 tisane fleur d'oranger ou rooibos fruité

☑ *ma* to-do list de courses

Œufs
Flocons d'avoine
Cornichons
Fruits de saison
Pain complet
Abricots secs
Amandes
Corn-flakes complets sans sucre
Fromage blanc à 0 % ou 20 %

La recette du jour : *Délice du pèlerin*

Temps de préparation
10 mn

Temps de cuisson
4 à 5 mn

Ustensiles nécessaires
Une poêle
Un saladier
Une assiette

Ingrédients
2 œufs
4 cuillerées à café de flocons d'avoine
6 petits cornichons et 2 petits oignons si le pot de cornichons en contient
Huile d'olive à badigeonner dans la poêle
2 cuillerées à soupe d'eau
Basilic, sel

La recette en 5 étapes

1. Commencez par mettre les flocons à tremper dans le saladier, avec une très petite quantité d'eau, pendant quelques minutes. Lorsque les flocons sont ramollis, il ne doit pas rester d'eau au fond du saladier. Si c'est le cas, saupoudrez légèrement un peu de farine pour l'absorber.
2. Dans l'assiette, préparez les cornichons : émincez-les très finement et râpez-en quelques-uns. Attention à vos ongles pendant l'opération !
3. Cassez les œufs dans le bol, sur les flocons, et ajoutez les cornichons et les aromates dans le saladier. Battez le tout. À ce stade de la recette, la préparation peut attendre l'heure du repas tranquillement au réfrigérateur.
4. Si vous souhaitez poursuivre aussitôt, faites chauffer la poêle badigeonnée d'huile d'olive, et lorsqu'elle est bien chaude, versez la préparation en l'étalant bien. Surveillez la cuisson.
5. Une fois la galette prête, vous pouvez soit rouler le Délice du pèlerin sur lui-même, soit poursuivre un peu plus longtemps la cuisson et la retourner pour la faire dorer de l'autre côté. C'est prêt !

astuce !

... variété

Il est possible de mélanger les flocons et d'utiliser 2 cuillerées à café de flocons de châtaignes avec les 2 cuillerées de flocons d'avoine.

7 *bonnes raisons* de persévérer

Marie-Pierre,
48 ans

"J'ai suivi ce régime et j'ai perdu mes kilos en trop. Ma silhouette s'est transformée, j'ai l'air beaucoup plus jeune. De très nombreuses personnes de mon entourage m'ont dit que j'avais perdu 10 ans ! En fait, j'ai économisé sur un lifting !"

Ne vous arrêtez pas en si bon chemin ! Un bébé qui apprend à marcher tombe et se relève inlassablement jusqu'à ce que ses pas deviennent faciles. Faites comme lui. Fixez-vous un but et continuez à avancer toujours dans la même direction.

1 Une entorse au régime, ce n'est pas la fin du monde

C'est en général la raison la plus courante pour laquelle on arrête de faire un régime : puisque l'on a craqué, à quoi bon... C'est un peu comme si les enfants qui apprennent à marcher se décourageaient dès la première chute : ils ne marcheraient jamais. Dites-vous qu'il y aura d'autres entorses faites au régime, d'autres moments de découragement, car nous ne sommes pas des machines, et le fait de modifier ses habitudes alimentaires est extrêmement difficile. Pourtant, au bout du compte, le résultat sera au rendez-vous.

2 On ne regarde pas la balance en permanence

Votre organisme va réagir par paliers. Il se peut qu'il fasse des pauses. Si vous avez l'œil rivé sur l'aiguille de la balance, vous allez vous décourager. Pesez-vous une fois par semaine et notez consciencieusement tout ce que vous mangez dans votre carnet alimentaire : il est votre meilleur garde-fou. Restez sereine, faites confiance à votre corps.

3 Il y a un jean au bout du chemin

Motivez-vous avec une date importante ou la tenue dont vous rêvez : un mariage, et vous voulez rentrer dans votre robe/costume, le jean de vos rêves... Si vous avez déjà acheté le vêtement, c'est encore mieux : posez-le en évidence dans votre chambre pour vous motiver, et essayez-le régulièrement.

4 Plus je me sens bien, moins je dépense

Si vous faites le yo-yo depuis des années avec votre poids, vous avez tendance à renouveler votre garde-robe en permanence ; si vous parvenez à vous stabiliser avec une silhouette qui vous convient, vous allez vous sentir beaucoup mieux et vous pourrez vous offrir le luxe de conserver les vêtements que vous aimez plus longtemps.

5 C'est une page qui se tourne

Vous avez décidé d'entamer ce régime car vous avez résolument pris la décision de changer. Notez sur votre carnet tout ce que vous laissez derrière vous en perdant du poids : la fatigue, l'essoufflement, les pulls trop longs et trop larges qui vous camouflent, votre paréo vissé sur votre taille en été, une suite de grossesse difficile... Notez ensuite ce que vous allez rencontrer ou redécouvrir au bout du chemin : votre vie de femme retrouvée, de jolies tenues adaptées à votre nouvelle silhouette, la légèreté...

6 Pari sur l'avenir

Ce régime est une rééducation en douceur aux réflexes alimentaires naturels et simples. Si vous les adoptez, non seulement vous allez vous affiner, mais vous contribuerez aussi à préserver votre capital santé pour les années à venir.

7 Promis, c'est le dernier

Une fois ces bons réflexes acquis, il n'y a aucune raison que vous grossissiez de nouveau. Ce régime est donc le dernier, alors foncez !

☑ *mon* carnet alimentaire

Chaque jour, je note (sans rien oublier !) le contenu de mes repas.

Petit déjeuner

....

....

Collation à 10 heures

....

....

Déjeuner

....

....

Goûter

....

....

Dîner

....

....

Mes grignotages

....

Mes craquages

....

Heure : .... Aliment : ....

Mes fringales :

Heure : ....

Je mourais d'envie de manger parce que : ....

Au lieu de craquer, j'aurais pu faire :

....

Mon état d'esprit au moment où j'avais très envie de manger :

....

Jour 26
Les menus de ma journée

Matin

Crème Budwig : avec votre moulin à café, mixez 1 cuillerée à café de graines de lin, de tournesol, de courge, d'amandes ou de noisettes. Mixez aussi 2 cuillerées à café de graines au choix : sarrasin, quinoa. Mélangez le tout avec 1 yaourt et ajoutez 1/2 banane écrasée bien mûre, le jus de 1/2 citron et quelques morceaux de fruits de saison. Ajoutez 1 cuillerée à café d'huile vierge de colza bio.

1 boisson chaude sans sucre : thé vert, tisane ou café léger

Midi

Viande blanche + légumes

Céréales complètes si la cantine en propose, sinon 2 galettes de riz soufflé

1 thé ou café avec 1 macaron ou autre bouchée sucrée

Goûter

1 fruit de saison

1 yaourt nature avec 2 cuillerées à soupe de son d'avoine et 1 cuillerée à café de confiture

1 thé vert ou rooibos

Soir

Polenta piémontaise et jardinière de légumes

Tisane ou rooibos orange-hibiscus

ma to-do list de courses

Graines de tournesol
Graines de lin
Citron
Huile de colza première pression à froid
Fromage blanc à 0 % ou 20 %, ou yaourt nature
Noisettes ou amandes à broyer
Banane
Fruits de saison
Macaron ou autre bouchée sucrée
Son d'avoine
Confiture
Polenta
Macédoine de légumes
Farine complète
Huile de noix
Lait écrémé en poudre
Parmesan

La recette du jour : *Polenta piémontaise et jardinière de légumes*

Temps de préparation

25 mn, plusieurs heures avant la dégustation

Ustensiles nécessaires

Une casserole

Un plat à four

Une poêle

Une tasse

Ingrédients

6 cuillerées à café de semoule de polenta

2 cuillerées à café de farine complète

Eau (l'équivalent d'un demi-pot de yaourt)

½ cuillerée à café d'estragon

Sel, poivre, thym

3 cuillerées à café de lait en poudre

2 œufs

1 cuillerée à café de parmesan (facultatif)

4 cuillerées à soupe de macédoine surgelée à cuire à la vapeur

Quelques gouttes d'huile de noix

La recette en 10 étapes

1. Versez la farine dans une tasse et diluez-la à l'aide d'une très petite quantité d'eau. Mettez en attente.
2. Placez l'eau dans la casserole avec le lait en poudre. Diluez, faites chauffer. Lorsque l'eau frémit, jetez la polenta sans cesser de tourner. Laissez épaissir lentement. Ajoutez sel et aromates.
3. En fin de cuisson, ajoutez la farine diluée, tournez et laissez cuire un instant.
4. La préparation est devenue pâteuse. Hors du feu, mélangez avec l'œuf.
5. Placez le tout dans le plat allant au four, allumez le four et laissez la préparation gonfler encore et perdre toute aquosité (25 mn environ).
6. Lorsque la polenta est bien homogène, laissez refroidir puis placez-la au réfrigérateur.
7. Amorcez alors la préparation de la piémontaise : la polenta étant bien froide, démoulez-la délicatement et découpez-la.
8. Badigeonnez les morceaux avec le second œuf, ou simplement avec le jaune.
9. Badigeonnez la poêle d'huile d'olive et chauffez vivement. Placez les morceaux dans la poêle et retournez-les pour les faire dorer.
10. La piémontaise est prête. Servez avec une jardinière de légumes agrémentée de quelques gouttes d'huile de noix et d'un peu de parmesan.

astuce !

... gain de temps

Il est possible d'utiliser une petite boîte de macédoine : prévoyez 100 g pour accompagner la polenta.

5 idées
pour suivre mon régime avec une amie

Laure,
29 ans

« Avec Marie, on s'est lancées toutes les deux dans ce régime. Elle est ma coach, moi la sienne. On se rebooste le moral dans les moments difficiles ; c'est plus facile et motivant de suivre un régime à deux ! »

À deux, on se soutient. À deux, on peut rire de nos écarts et repartir dans le bon sens.

1 Mettez-vous d'accord

Lisez la première partie de cet ouvrage ensemble et discutez-en afin de bien vérifier que vous adhérez toutes les deux au concept. Ensuite, mettez-vous d'accord sur votre objectif et la durée du régime. Si vos poids respectifs sont trop différents, un régime à deux risque d'être plus délicat, car l'une risque de se décourager tandis que la courbe de poids de l'autre baissera beaucoup plus vite. Choisissez une amie qui vous ressemble !

2 Engagez-vous

Établissez un petit contrat entre vous : par exemple, vous décidez de faire un point route tous les après-midi à 17 heures, ou chaque matin. Vous ne devez pas manquer ce rendez-vous. Engagez-vous bien entendu à montrer votre carnet alimentaire à votre amie, il aura encore plus d'impact sur votre motivation. Ou envoyez-vous mutuellement vos photos de repas.

3 Utilisez le mail

Difficile de se croiser au quotidien, ou même de se téléphoner ! Vous pouvez en revanche envoyer un mail tous les jours à la même heure en indiquant ce que vous avez mangé la veille, quels ont été les moments difficiles. Le fait d'avoir des « comptes à rendre » peut parfois être motivant. On se sent moins seule face à la difficulté.

4 Utilisez la photo

Si vous avez du mal à juger les proportions et les quantités que vous placez dans votre assiette, optez pour la photo. Le fait de photographier vos repas va vous permettre de vous rendre compte mutuellement des quantités réelles que vous absorbez.

5 Offrez-vous une récompense

Une thalasso ? Un week-end au bord de la mer ? Ou simplement un petit shopping pour vous offrir le maillot de bain de vos rêves ? À vous de choisir !

☑ *mon* carnet alimentaire

Chaque jour, je note (sans rien oublier !) le contenu de mes repas.

Petit déjeuner

....

....

Collation à 10 heures

....

....

Déjeuner

....

....

Goûter

....

....

Dîner

....

....

Mes grignotages

....

Mes craquages

....

Heure : .... Aliment : ....

Mes fringales :

Heure : ....

Je mourais d'envie de manger parce que : ....

Au lieu de craquer, j'aurais pu faire :

....

Mon état d'esprit au moment où j'avais très envie de manger :

....

Jour 27
Les menus de ma journée

Matin

1 fruit frais selon la saison : kiwi, orange, mandarine, kaki, fraises, pêche, 6 cerises…

50 g de muesli sans sucre avec du fromage blanc à 0 % ou 20 %, ou du lait frais

4 abricots secs

1 boisson chaude sans sucre : thé vert, tisane ou café léger

Midi

Entrée

Crudités (carottes râpées, petite salade verte avec la sauce à part, par exemple)

Plat

Poisson + légumes

Céréales complètes, sinon 2 tranches de pain complet

Dessert

1 petite portion de fromage (taille type portion de Vache qui rit®) avec l'une des 2 tranches de pain

1 thé ou 1 café

Goûter

1 fruit de saison

1 yaourt nature avec une pointe de miel ou du sirop d'agave

2 galettes de riz soufflé

1 thé vert ou rooibos

Soir

Nituké saumoné

1 tisane ou rooibos vanille

☑ ma to-do list de courses

Petits-suisses à 0 %
Boîte de saumon au naturel
Chou chinois
Olives noires
Lardons
Pain complet
Fruits de saison
Fromage blanc à 0 % ou 20 %
Muesli bio sans sucre
Abricots secs
Sirop d'agave
Fromage AOC
Galettes de riz soufflé
Miel
Yaourts nature

La recette du jour : *Nituké saumoné*

Temps de préparation
5 mn

Temps de cuisson
20 mn

Ustensiles nécessaires
Une poêle avec couvercle
Une assiette
Un couteau et une planche
ou une paire de ciseaux pour la choucroute

Ingrédients
Chou chinois, une dizaine de feuilles
1 belle échalote
Un peu d'ail en poudre
2 olives noires émincées
3 lardons (facultatif)
2 cuillerées à café d'huile d'olive
Sel, poivre, basilic, thym, persil
1 petite boîte de saumon au naturel
1 petit-suisse à 0 %

La recette en 6 étapes

1. Lavez le chou, égouttez-le et débitez-le en choucroute.
2. Badigeonnez la poêle d'huile d'olive et placez-y les échalotes et les olives émincées.
3. Commencez la cuisson sans excès. Ajoutez le chou débité en choucroute, le sel, le poivre et les aromates, ainsi que les lardons (facultatif). Couvrez.
4. Faites cuire à feu moyen : surveillez bien l'opération en retournant le chou pour une cuisson douce et régulière. Si la préparation risque de se dessécher, humectez avec une petite cuillerée d'eau.
5. Lorsque le chou est moelleux, placez-le en attente.
6. Ouvrez la boîte de saumon, égouttez-la et émiettez le poisson dans une assiette. Ajoutez un peu de persil, puis répandez-y le chou chinois. C'est prêt. Un petit-suisse à 0 % peut venir parfaire la recette en la rendant plus gourmande.

astuce !

... gain de temps

Si vous avez un gros chou chinois, vous pouvez préparer en même temps la recette « tranches gourmandes en kimono » (voir p. 139) et votre nituké saumoné.

5 tactiques pour devenir mon propre coach

mini-list

❶ ***Je m'achète un joli carnet***
Comme ça, j'ai envie de tout noter dedans.

❷ ***J'ai rendez-vous avec mon carnet***
Tous les jours, si possible à la même heure, je note le contenu de mes repas et mes sensations.

❷ ***Je me fixe des objectifs***
Chaque fin de semaine, je fais le point sur ma semaine et j'en tire des conclusions.

Point de copine en vue pour amorcer ce régime ? Devenez votre propre coach en utilisant votre crayon.

1 J'utilise mon carnet alimentaire

Votre carnet alimentaire est la base de votre autocoaching. Prenez le temps de le remplir consciencieusement à l'heure qui vous convient. Fixez ce moment définitivement pour toute la durée de votre régime.

2 Je note en parallèle mes coups de blues

Un bon coach tient compte du moral de ses troupes ! Notez ce que vous mangez, mais également les moments de découragement, de lassitude. Vous devez être à l'écoute de votre corps, mais aussi de votre état d'esprit.

3 Je m'impose la méthode des « deux colonnes »

Quoi que vous notiez, tâchez de ne pas voir le verre uniquement à moitié vide. Tracez une colonne au centre de la page et indiquez toujours quelque chose de positif en face d'une remarque négative. Par exemple : « Cette semaine, découragement, la balance n'indique pas d'allégement de mon poids. » Notez en face : « En revanche, j'ai tenu bon toute la semaine, pas un écart ! »

4 Je me fixe des heures, des dates, des délais

Qu'il s'agisse du moment où vous écrivez sur votre carnet alimentaire ou de l'instant où, chaque semaine, vous décidez de vous peser, notez des heures et des dates. Pour se motiver, notre esprit a besoin d'objectifs précis.

5 Je transforme mes bonnes résolutions en actions

Si notre esprit adore les heures, les dates, les délais précis, il aime aussi les verbes d'action. Sur votre carnet, indiquez vos résolutions du jour en commençant toutes vos phrases par des verbes. La mise en route sera ensuite plus facile.

☑ *mon* carnet alimentaire

Chaque jour, je note (sans rien oublier !) le contenu de mes repas.

Petit déjeuner

....

....

Collation à 10 heures

....

....

Déjeuner

....

....

Goûter

....

....

Dîner

....

....

Mes grignotages

....

Mes craquages

....

Heure : .... Aliment : ....

Mes fringales :

Heure : ....

Je mourais d'envie de manger parce que : ....

Au lieu de craquer, j'aurais pu faire :

....

Mon état d'esprit au moment où j'avais très envie de manger :

....

Jour 28
Les menus de ma journée

Matin

1 fruit frais selon la saison : kiwi, orange, mandarine, kaki, fraises, pêche, 6 cerises...

2 tranches de pain complet avec une petite portion de beurre fermier au lait cru et 2 cuillerées à café de confiture

5 pruneaux

1 boisson chaude sans sucre : thé vert, tisane ou café léger

Midi

Plat

Viande blanche + légumes

Céréales complètes, sinon 3 galettes de riz soufflé

Dessert

1 fruit de saison

1 thé ou café

2 carrés de chocolat noir

Goûter

Jus d'oranges pressées avec 2 cuillerées à soupe de son d'avoine

1 thé vert

6 amandes à croquer

3 pruneaux

Soir

Anchois en gelée végétale

1 tisane verveine ou rooibos épicé

ma to-do list de courses

Filets d'anchois au naturel
Tapioca
Œuf dur
Lait écrémé en poudre
Citrons
Pruneaux
Oranges à presser
Son d'avoine
Amandes
Galettes de riz soufflé
Fruits de saison
Chocolat noir
Pain complet
Beurre fermier
Confiture

La recette du jour : *Anchois en gelée végétale*

Temps de préparation

10 mn

(À préparer 1 heure avant la dégustation. Placer au réfrigérateur.)

Ustensiles nécessaires

Un ramequin double

Une casserole

Une spatule

Une assiette

Un moulin à café électrique (facultatif)

Ingrédients

1 boîte de filets d'anchois à l'huile ou au naturel (boîte de 65 g)

6 cuillerées à café de tapioca (si possible passé au moulin à café)

1 œuf

Poivre, sel, persil, thym ou origan

3 cuillerées à café de lait en poudre maigre

Jus de citron

Facultatif : 1 dé de purée surgelée de légumes au choix : haricots, carottes, céleri-rave

La recette en 8 étapes

1. Faites cuire l'œuf pour qu'il soit dur et passez-le sous l'eau froide. Retirez la coquille, écrasez-le.
2. Ouvrez la boîte d'anchois. S'ils sont à l'huile, placez les anchois sur un essuie-tout. Il est possible de dessaler légèrement les anchois en les passant sous l'eau froide.
3. Dans la casserole, mettez l'eau à chauffer (quantité : un pot de yaourt et demi). Jetez en pluie le lait et les 6 cuillerées de tapioca moulu. Laissez épaissir à feu doux en tournant avec la spatule.
4. Hors du feu, mélangez avec l'œuf dur émietté.
5. Au fond du ramequin, installez une petite couche de crème de tapioca.
6. Placez ensuite les anchois et recouvrez avec le reste de crème.
7. Laissez refroidir puis déposez la préparation dans le réfrigérateur pendant 1 heure.
8. Consommez lorsque celle-ci est froide et figée. Arrosez d'un jus de citron.

astuce !

... présentation

Si vous souhaitez colorer la gelée, jetez un dé de purée de légumes (haricots ou carottes) dans la crème de tapioca lorsque vous tournez avec la spatule (étape 3).

6 décisions à prendre pour ne pas regrossir

Marie,
38 ans

« Après mon régime, j'ai pris une résolution toute bête mais très efficace : finis, les repas pris sur le pouce, devant la télé où personne ne se parle. Maintenant, le repas est pris en famille, assis tous ensemble, sans télé : c'est un moment agréable où l'on en profite pour discuter de notre journée ou de ce qu'on va faire le week-end ou les prochaines vacances !"

La plupart des régimes parlent de « phase de stabilisation », mais après ? Il est important d'adopter un nouvel art de vivre et de ne pas revenir à ses anciens réflexes.

1 Je change de garde-robe

J'adapte mes vêtements à ma nouvelle ligne, et je donne les autres. Désormais, il m'est impossible de me réinstaller tranquillement dans mes vêtements trop larges, puisqu'ils ne sont plus dans mon placard !

2 Je conserve le gâteau du dimanche

Pour éviter de grignoter, je n'oublie pas de me faire plaisir une ou deux fois par semaine. Ce n'est pas interdit, c'est autorisé, et même recommandé, car on ne peut pas passer toute une vie en se privant, et c'est bien souvent lorsque l'on se pose des interdits que l'on se jette sur la première barre chocolatée venue, sans réel contentement.

3 Je me pèse une fois par semaine

J'étudie la variation de mon poids sur une semaine, et non sur une journée. D'un jour à l'autre, mon poids peut varier en fonction de mon transit, des modifications hormonales... en revanche, mon poids de la semaine est le reflet exact de ma silhouette. Je me pèse bien entendu toujours à la même heure, dans la même tenue et sur la même balance.

4 Je ne laisse pas un « tout petit kilo » s'installer

Un petit kilo passe inaperçu… puis deux, puis trois… Il est ensuite très difficile de rattraper une courbe de poids sans avoir à se lancer dans un nouveau régime. Si à la fin de la semaine, mon poids s'est modifié, je lève le pied la semaine suivante, en allégeant au moins deux journées sur sept.

5 Je continue à faire de l'exercice

Si je cesse de bouger, je vais regrossir, c'est fatal. Je continue par conséquent à avoir une activité physique régulière : deux demi-heures par semaine seraient idéales et raisonnables. Je deviens écolo : je marche et je monte les escaliers.

6 Je me nourris de façon équilibrée

Je conserve un équilibre simple et facile à adapter partout où je me restaure : je ne grignote pas, je ne me ressers pas à table et je partage mon assiette en trois : légumes, féculents et protéines.

☑ *mon* carnet alimentaire

Chaque jour, je note (sans rien oublier !) le contenu de mes repas.

Petit déjeuner

....

....

Collation à 10 heures

....

....

Déjeuner

....

....

Goûter

....

....

Dîner

....

....

Mes grignotages

....

Mes craquages

....

Heure : .... Aliment : ....

Mes fringales :

Heure : ....

Je mourais d'envie de manger parce que : ....

Au lieu de craquer, j'aurais pu faire :

....

Mon état d'esprit au moment où j'avais très envie de manger :

....

Mince et bien dans mon corps pour longtemps

160 ☑ ***12 plantes*** pour accompagner mon régime
162 ☑ ***4 plantes*** pour éliminer
164 ☑ ***6 plantes*** pour stimuler le foie
166 ☑ ***10 astuces*** pour lutter contre la cellulite
168 ☑ ***5 massages*** minceur efficaces
170 ☑ ***4 actions*** des huiles minceur
172 ☑ ***8 solutions*** pour un ventre moins gonflé
174 ☑ ***11 façons*** de brûler des calories sans faire de sport
176 ☑ ***5 bonnes raisons*** de respirer
178 ☑ ***8 actions*** antistress
180 ☑ ***5 pistes*** à suivre pour booster mon moral
182 ☑ ***5 bonnes raisons*** de dormir
184 ☑ ***10 heures clés*** pour mon biorythme
186 ☑ ***5 règles d'or*** pour conserver une jolie peau
188 ☑ ***6 astuces*** pour affiner ma silhouette
190 ☑ ***8 façons*** d'apprendre à m'aimer

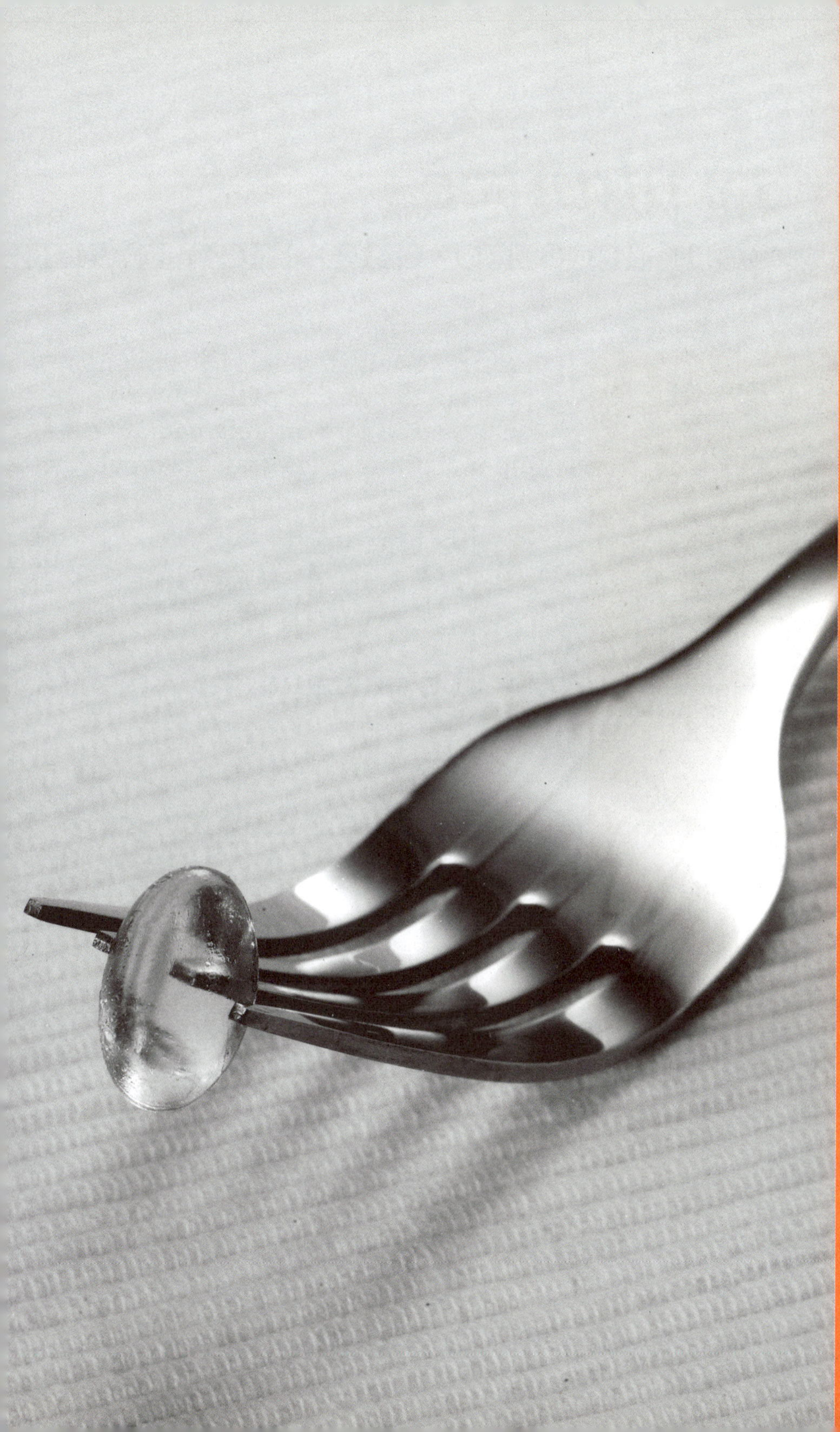

12 plantes
pour accompagner mon régime

Je n'aime pas pas la tisane sans sucre !

Il est évident que si vous ajoutez du sucre, l'effet drainant de la tisane sera totalement anéanti ; donc, pas de sucre. Vous pouvez tester les tisanes proposées en ajoutant quelques feuilles de verveine ou de cassis aux mélanges proposés. Ces deux plantes ont la particularité d'atténuer l'amertume des autres herbes.
Vous n'aimez pas la tisane tout court ? Rassurez-vous, sans un régime alimentaire approprié, la tisane n'a jamais fait maigrir personne : elle peut être un petit coup de pouce, et une solution coupe-faim si vous l'appréciez à l'heure de la collation.

En tisanes ou en gélules, les plantes peuvent donner un petit coup de pouce à votre organisme pour aider à éliminer les graisses stockées.

1 Le thé vert

Diurétique et amincissant, grâce à la théine.
Sous quelle forme ? En infusion. Évitez de le consommer en fin d'après-midi.

2 Le guarana

Riche en caféine, le guarana aide à brûler des graisses.
Sous quelle forme ? En gélules.

3 Le citrus aurantium

Brûle-graisse. Cette variété d'orange amère est utilisée en Chine pour améliorer la digestion.
Sous quelle forme ? 1 gramme de poudre par jour, en trois prises.

4 Le chiendent

Aide à lutter contre la cellulite, il a une action diurétique.
Sous quelle forme ? En tisane ou en gélules.

5 La reine-des-prés

Action drainante, elle aide à lutter contre la rétention d'eau.
Sous quelle forme ? En tisane ou en gélules.

6 Le fenouil

Aide à lutter contre la cellulite.
Sous quelle forme ? Dans l'alimentation, en assaisonnement et en gélules.

7 La papaye

Permet de lutter contre la cellulite : draine et contribue à désinfiltrer les tissus.
Sous quelle forme ? De 2 à 4 gélules/jour.

8 La caroube

Riche en mucilages, elle agit comme un coupe-faim naturel.
Sous quelle forme ? En poudre, à diluer dans une boisson.

9 Le nopal

Extrait du figuier de Barbarie, le nopal est un régulateur intestinal, il induit une sensation de satiété.
Sous quelle forme ? En gélules.

10 Le fucus

Algue riche en fibres, elle agit comme un coupe-faim naturel.
Sous quelle forme ? En gélules.

11 La chlorelle

Algue des eaux douces, elle permet d'éliminer les toxines.
Sous quelle forme ? En petites gélules, jusqu'à 6/jour.

12 Le chitosan

Favorise le transit intestinal. Fibre issue de la carapace des crustacées, utilisée en Chine depuis des millénaires.
Sous quelle forme ? En gélules, jusqu'à 4/jour.

6 tisanes minceur

Demandez à votre pharmacien-herboriste de vous préparer l'une des tisanes de votre choix.

Veillez à la laisser infuser suffisamment (minimum 5 minutes). Il est possible de l'emporter avec vous dans une Thermos pour la journée, mais ne la conservez pas au-delà de 24 heures.

Cocktail brûle-graisses

Pour une tasse, comptez 1 cuillerée à soupe du mélange suivant, à parts égales :
- fleurs de reine-des-prés ;
- feuilles de bouleau ;
- feuilles de cassis.

Cocktail stop cellulite

Pour une tasse, comptez 1 cuillerée à soupe du mélange suivant :
- 10 g de fucus ;
- 20 g de racine de fenouil ;
- 30 g de reine-des-prés.

Cocktail drainant

Pour une tasse, comptez 1 cuillerée à soupe du mélange suivant :
- moitié artichaut ;
- moitié ortie.

Cocktail anticonstipation

Pour une tasse, comptez 1 cuillerée à soupe du mélange suivant, à parts égales :
- bourdaine ;
- anis vert.

Cocktail jambes légères

Pour une tasse, comptez 1 cuillerée à soupe du mélange suivant, à parts égales :
- cassis ;
- frêne ;
- vigne rouge.

Cocktail coupe-faim

Pour une tasse, versez 1 cuillerée à café de maté vert dans de l'eau très chaude.

4 plantes
pour éliminer

Recette
Tisane détox

20 g de piloselle
20 g de pissenlit
20 g d'orthosiphon

Réalisez une infusion de ce mélange à raison de 2 g pour 250 ml d'eau, et buvez deux à trois tasses par jour en dehors des repas, tout au long de votre régime.

Lorsque l'on entame un régime, il est important d'aider le corps à éliminer les toxines accumulées, surtout si l'on change radicalement d'alimentation. Attention, ne confondez pas amincissement et élimination. Le fait d'éliminer permet de purifier votre organisme, mais en aucun cas de mincir.

1 Le pissenlit

Le pissenlit est consommé depuis la nuit des temps par les hommes : on retrouve sa trace dans les ouvrages de médecine arabe, 1 000 ans avant J.-C. Il porte bien son nom, car il favorise l'élimination urinaire. Vous pouvez consommer le pissenlit en tisanes, accompagné de quelques feuilles de thé vert, ou en salade.

2 Le griottier

On utilise les queues des cerises pour favoriser l'élimination par le système urinaire. Faites sécher les queues de cerises bio et consommez-les en tisanes.

3 La piloselle

Cette plante se nomme ainsi car son apparence est légèrement duveteuse. Elle a été utilisée dès le Moyen Âge pour son action diurétique. Cette plante utilisée en tisanes permet d'éviter la rétention d'eau et facilite la digestion. Elle existe aussi en gélules.

4 L'orthosiphon

Il s'agit d'une plante très courante en Asie, mais qui était jusqu'alors assez peu connue en Europe. On s'intéresse aujourd'hui de près à ses vertus sur la digestion et l'élimination urinaire. Demandez les feuilles et les sommités fleuries pour composer votre tisane.
Cette plante existe aussi sous forme de gélules.

5 astuces pour éliminer

1. Privilégiez les sports « cardio » : corde à sauter, course à pied, vélo

Si vous en avez la capacité physique, dépensez-vous en transpirant : une balade d'une heure à vélo vous permettra d'éliminer environ 25 cl de sueur et 350 kcal. L'ensemble des fonctions de votre organisme sera par ailleurs entretenu et relancé : souffle, muscles, digestion.

2. Transpirez au hammam

Dans une eau saturée d'humidité à 90 %, la chaleur du sauna nous fait transpirer et la pression veineuse s'accroît. Avec un gant de crin, frottez vigoureusement l'ensemble de votre corps, qui, après une douche fraîche, sera d'une extrême douceur. Il est possible de reproduire les bienfaits du hammam chez soi, avec un humidificateur d'air, en fermant la porte de sa salle de bains et en se faisant couler un bain brûlant ; vous pouvez diffuser une huile essentielle d'eucalyptus grâce à votre humidificateur.
Effet purifiant et tonifiant garanti.

3. Faites une cure d'automne et une cure de printemps

Au printemps, invitez le pissenlit dans votre assiette aussi souvent que possible. Consommez-le très simplement, assorti d'un filet de citron et d'huile d'olive.
Et à l'automne, faites une cure de très bon raisin bio : chasselas frais ou muscat.

4. Massez vos pieds

La réflexologie plantaire représente la carte du corps humain. Sur la plante de notre pied, et selon la médecine chinoise, l'ensemble des fonctions de notre organisme est représenté. Afin de relancer les énergies et aider votre système digestif à éliminer, massez la ligne qui part du coussinet du gros orteil jusqu'au talon.

5. Buvez du thé vert

Le thé vert est riche en flavonoïdes, stimulants et diurétiques. N'hésitez pas à en consommer le matin au petit déjeuner, ainsi qu'au goûter. Évitez-le le soir, car la présence de caféine pourrait vous empêcher de dormir. Préférez-le bio et en feuilles entières. Le thé en infusettes est composé de « dusts », c'est-à-dire des poussières recueillies lors de la mise en emballage des feuilles. Ces « dusts » sont amères, ou sans goût, et font souvent dire à ceux qui ne le connaissent pas que le thé n'a pas de saveur.

6 plantes
pour stimuler le foie

Recette
Tisane détoxifiante

5 g d'artichaut
5 g de fumeterre
2 g de romarin
ou
5 g de tilleul
5 g de chicorée

Préparez votre tisane avec 500 ml d'eau et consommez-la 1/2 h avant le repas, à jeun. Si l'amertume des plantes vous dérange, il est possible de l'atténuer grâce à quelques gouttes de jus de citron.

Si vous ne souffrez pas d'insuffisance hépatique, les 6 plantes proposées peuvent être utilisées sous la forme de tisanes et aider le foie à drainer les toxines. Ces différentes tisanes peuvent représenter un coup de pouce au démarrage, notamment de votre régime. Pensez à boire abondamment en parallèle.

1 L'artichaut

Saviez-vous que l'artichaut fait partie de la famille des chardons ? L'artichaut favorise la digestion et stimule la fonction hépatique. À consommer sans modération !

2 Le tilleul

Les vertus apaisantes et calmantes du tilleul sont connues depuis le Moyen Âge. En effet, ses inflorescences contribuent à atténuer le stress et invitent au calme et au repos. Mais c'est l'aubier (la partie de l'arbre juste sous l'écorce) de la plante qui est utilisé pour stimuler le foie.

3 Le fumeterre

Il s'agit d'une mauvaise herbe grisâtre, qui n'invite pas à la cueillette, et pourtant, elle a des vertus digestives, elle stimule notamment la fabrication de la bile et atténue les ballonnements.

4 Le romarin

On connaît le romarin avant tout pour son parfum. Mais il présente de très nombreuses vertus médicinales : il peut être associé à un traitement contre le mauvais cholestérol, il améliore la digestion, accompagne les régimes. Pensez à l'inviter à votre table, notamment lorsque vous préparez vos viandes, elles seront délicieuses et parfumées. Vous pouvez en faire pousser sur un rebord de fenêtre et profiter toute l'année de ses bienfaits.

5 La menthe poivrée

Si Bacchus est souvent représenté avec une couronne de menthe poivrée, ce n'est pas un hasard : la menthe est depuis toujours connue pour ses capacités à vaincre la gueule de bois après une soirée un peu trop arrosée. Elle est donc l'amie de votre foie. Associée à quelques feuilles de thé vert, elle peut composer une succulente façon d'achever un repas.

6 La chicorée

Vous pouvez la consommer en salade, ou savourer l'amertume de sa racine, qui, une fois torréfiée, permet de constituer un succédané de café dépourvu bien entendu de caféine. La chicorée est également laxative.

5 conseils pour faciliter la digestion

1. Mâchez bien

Si vous avalez tout rond, la salive n'a pas le temps de faire son office, le repas risque donc de vous « rester sur l'estomac ». Si les aliments sont trop mous, vous allez vous nourrir trop rapidement et vous ne ressentirez pas la sensation de satiété.

2. Détendez-vous et asseyez-vous

Rien de pire que de manger rapidement, debout, dans le froid ou face à son écran d'ordinateur. Faites une vraie pause, même si elle est de courte durée (20 minutes minimum). Vous y gagnerez en efficacité ensuite car, votre digestion étant meilleure, vous n'aurez pas la sensation de vous assoupir sur votre travail.

3. Limitez les produits gras et sucrés

On le sait, ils sont difficiles à digérer et surchargent l'organisme, dans tous les sens du terme. Alors, si vous avez très envie d'un plat de frites, évitez d'y ajouter de la mayonnaise et un gros dessert pour clore le repas. Et si vous avez opté pour un gâteau au chocolat, commencez votre repas par un menu très léger. Les glucides d'absorption lente pris au dîner facilitent le sommeil.

4. Notez ce que vous mangez

Vous ne digérez pas, vous vous sentez ballonnée, surchargée, mais vous n'avez pourtant pas la sensation de faire des excès : notez précisément ce que vous mangez, puis faites des essais, vous souffrez peut-être d'une intolérance alimentaire. Les deux intolérances les plus fréquentes sont la difficulté à digérer les produits laitiers et les protéines de lait, et le gluten. Les protéines de lait sont très souvent présentes dans certains produits qui ne sont pas censés en contenir (soupes toutes prêtes, biscuits...) : lisez les étiquettes. Le gluten est présent dans le blé, le seigle, l'orge, mais il est aussi ajouté par les industriels de l'agroalimentaire pour donner du moelleux aux préparations. Là encore, lisez les étiquettes et testez une semaine « sans » : sans gluten, puis sans protéines de lait.

5. Buvez de l'eau

Pensez à boire régulièrement et suffisamment. Évitez les boissons sucrées qui vous apportent des calories « vides » et surchargent votre organisme. Les eaux aromatisées peuvent ainsi contenir des ingrédients divers et variés mais autorisés type édulcorants, colorants et même sucre. Méfiez-vous des eaux aromatisées aux fruits rouges, très sucrées.

10 astuces pour lutter contre la cellulite

> Suzanne, 34 ans
>
> *“Sous la douche, je raidis mes avant-bras comme si j’étais un automate et je tapote mes cuisses à l’aide de mes mains parfaitement tendues, comme si j’étais batteur d’un groupe de rock.”*

Contrairement aux idées reçues, la cellulite n’est pas forcément liée à un surpoids. Certaines femmes se plaignent de l’aspect « peau d’orange » de leur épiderme alors qu’elles sont très minces. L’insuffisance veineuse, la sédentarité, les modifications hormonales ainsi qu’une alimentation déséquilibrée sont autant de facteurs qui contribuent à l’augmentation de ces capitons disgracieux. Voici quelques astuces pour y remédier.

1 Buvez du thé vert

Le thé vert favorise l’élimination de l’eau, il contient également une grande quantité d’antioxydants. La présence de caféine dans les feuilles permet de contribuer à l’élimination de la cellulite. Prenez votre thé le matin à jeun, pour plus d’efficacité.

2 Limitez les apports en sucres et graisses

Inutile de consommer de petites gélules de thé vert ou de guarana (voir page 160) si vous avez une alimentation déséquilibrée. Les sucreries, les produits gras favorisent l’augmentation de la cellulite. Privilégiez les produits naturels : fruits, légumes, pain à la place des biscuits.

3 Roulez-vous sur la moquette

Imaginez que votre salon est un champ d’herbe tendre. Après avoir poussé un peu les meubles, étendez-vous, les bras levés, les jambes bien tendues, et roulez sur le tapis dans un sens, puis dans l'autre. La fermeté du sol va opérer un massage automatique de vos cuisses et de votre abdomen.

4 Évitez les vêtements trop serrés

Le port de vêtements trop serrés gêne la circulation sanguine. Or il est prouvé que la cellulite s'installe plus facilement si la circulation du sang est mauvaise.

5 Changez de pilule

Si, depuis que vous prenez la pilule, vous vous sentez « gonflée », consultez votre médecin afin de changer de mode de contraception.

6 Faites des cataplasmes de feuilles de lierre

Recueillez des feuilles de lierre grimpant, puis faites-les bouillir dans de l'eau. Laissez l'eau s'évaporer. Une fois les feuilles tiédies, préparez une bande de tissu chaude, appliquez les feuilles sur les zones à traiter et recouvrez à l'aide du linge. Renouvelez l'opération tous les jours pendant au moins 3 semaines.

7 Appliquez du rhassoul

Le rhassoul est une argile issue des montagnes marocaines. On l'utilise avant tout pour éliminer les impuretés de la peau, mais elle peut également être efficace en cataplasmes contre la cellulite. Vous le trouverez sous la forme de poudre dans les magasins spécialisés en produits exotiques ou dans les magasins bio. Diluez-le dans un peu d'eau chaude afin de réaliser une boue. Appliquez celle-ci directement sur les zones à traiter et laissez sécher. Rincez ensuite à l'eau tiède, puis complétez avec une douche fraîche, et frottez vos cuisses et votre abdomen avec un gant de crin.

8 Marchez dans les vagues

Si vous partez à la mer, marchez dans l'eau le plus souvent possible. La fraîcheur des vagues et la force qu'elles opposent opèrent un massage vigoureux et efficace sur la cellulite. Pour profiter des bienfaits de la mer chez vous, procurez-vous du varech, une algue brune riche en iode et oligo-éléments. Vous en trouverez en poudre dans les magasins bio. Diluez celle-ci dans un bain tiède, immergez-vous et massez les zones à traiter.

9 Faites une cure de vigne rouge

La vigne rouge a une action circulatoire, veinotonique. Elle peut contribuer à relancer la circulation sanguine. Vous pouvez la consommer en tisane ou en extraits secs.

10 Massez-vous avec les huiles essentielles

S'il est pratiqué régulièrement, le massage peut être efficace contre la cellulite. Mélangez 20 gouttes d'huile essentielle de cyprès et 30 de lemon grass. Ajoutez 15 ml d'huile de calophylle (qui possède des vertus anti-inflammatoires), puis complétez avec 50 ml d'huile d'argan ou de sésame. Massez les zones concernées par la cellulite en frictionnant et en utilisant la méthode du palper-rouler.

5 massages
minceur efficaces

Recette
Les bienfaits des huiles essentielles

Cumulez les bienfaits des huiles essentielles avec celui de votre massage. Mélangez :
- 30 gouttes d'huile essentielle de lemon grass ;
- 70 gouttes d'huile essentielle de cèdre de l'Atlas ;
- 15 ml d'huile de rose musquée.
Et complétez avec 50 ml d'huile végétale d'argan.

Les massages permettent un drainage très efficace des tissus infiltrés. Il suffit de les pratiquer régulièrement pour constater que la peau est redynamisée, moins « gondolée ».

1 Le palper-rouler

Cette méthode peut se pratiquer en institut, mais vous pouvez tout aussi bien le faire chez vous avec un peu d'entraînement. Le geste consiste à saisir le boudin de graisse entre ses pouces et à faire glisser la peau entre vos deux mains, le plus longtemps possible et en maintenant une pression suffisante. Ce n'est pas très agréable. Pour ne pas attraper de crampe au poignet, appuyez-vous sur vos autres doigts tandis que vos pouces travaillent. Si vous lâchez la pression parce que c'est vraiment trop désagréable, tentez de chauffer tout d'abord votre peau par des massages circulaires avant de vous lancer. Le palper-rouler, c'est comme l'épilation... Il y a celles qui préfèrent souffrir en institut (technique d'endermologie ou Cellu-M6®) et celles qui se lancent d'elles-mêmes, à vous de choisir !

2 Le pétrissage

C'est une méthode bien plus douce que le palper-rouler car, comme son nom l'indique, vous pétrissez votre peau comme du bon pain chaud. Attrapez un petit boudin de graisse, bloquez-le avec vos doigts et, avec l'autre main, massez par un mouvement de va et vient puis de gauche à droite, comme vous le feriez avec de la pâte à pain.
La méthode est agréable et facile à mettre en œuvre sur l'abdomen.

3 La douche froide

Simple, mais efficace : achevez votre douche par un jet ferme (si votre pommeau possède cette option, sinon, ouvrez l'eau à fond) et massez les parties concernées avec de l'eau fraîche, en effectuant des cercles concentriques du bas des chevilles vers le haut des cuisses, puis sur l'abdomen et les fesses.

4 La réflexologie

La réflexologie se propose de masser les différents points de la plante des pieds, des mains et de la tête. Toutes les énergies peuvent être relancées dans l'organisme.

– Commencez par vous détendre en massant par petits cercles concentriques et par pressions les points du stress et de la tête : ils sont situés sous le gros orteil, ainsi qu'à la base de celui-ci, sur le dessus du pied.

– Puis passez au massage de la partie ventre : appuyez sur le point du plexus solaire, sur le bord intérieur du talon (là où commence la partie plus molle de la plante), et massez la plante en dessinant des traits horizontaux et fermes avec votre pouce.

– Achevez le massage en redescendant au niveau du talon et, à l'aide de vos deux pouces, massez l'ensemble du pied en remontant et en effectuant le mouvement de deux essuie-glaces. Ce dernier massage, extrêmement relaxant, s'appelle « l'ascension du dragon ». Testez-le sur votre chéri, il y a fort à parier qu'il appréciera...

5 Le massage chinois

Les massages chinois reprennent les différents points d'acupuncture pour relancer les énergies de notre organisme.

– Pour masser les zones graisseuses de notre corps, positionnez votre main sur la face externe de la cuisse (sous la culotte de cheval) et effectuez une pression forte sur les différents points de ce méridien du corps. Restez environ 5 minutes sur un point, puis remontez de 10 cm. Achevez dans le creux de la hanche.

– Poursuivez ensuite avec la face interne de la cuisse, en partant du genou et en agissant de la même façon : un point de pression tous les 10 cm.

– Achevez par le ventre avec trois points importants : vous masserez un point situé directement au-dessus du nombril (à un doigt de distance environ) puis deux points au bord de l'aine, à trois doigts de la ligne médiane qui descend du nombril.

4 actions des huiles minceur

> Maïwen, 43 ans
>
> *“J'aime bien nourrir ma peau avec de l'huile de rose musquée. Elle est vraiment très hydratante, mais elle laisse des taches sur les vêtements à cause de sa couleur très prononcée. Pour cette raison, je me masse le soir et j'enfile un vieux pyjama !”*

Aucune huile minceur ne fait mincir sans régime ou sans activité physique appropriée, mais certaines substances peuvent aider l'épiderme à éliminer. Un massage quotidien est important pour une meilleure efficacité.

1 Favoriser le déstockage des graisses

Les plantes riches en caféine favorisent le déstockage des lipides, elles ont une action lipolytique.
Quelles huiles choisir ? Dans le commerce, optez pour les huiles ou les crèmes riches en thé vert, café vert, maté ou guarana.

2 Stimuler, drainer

Certaines plantes vont favoriser le drainage lymphatique et vous aider à éliminer l'eau retenue dans les tissus.
Quelles huiles choisir ? Les huiles contenant des extraits de bouleau ou de petit houx présentent cette propriété.

3 Raffermir

Les huiles raffermissantes seront celles qui contiennent des plantes qui vont stimuler la circulation sanguine. On ajoute alors principalement des huiles essentielles sur la base d'une huile végétale.
Quelles huiles choisir ? Les huiles essentielles présentant cette propriété sont nombreuses et vous trouverez le plus souvent dans le commerce plusieurs d'entre elles associées ensemble sous la forme d'extraits dans une huile sèche ou une crème. Leurs senteurs sont en général très rafraîchissantes. Découvrez les huiles essentielles de cèdre, basilic, criste marine, cyprès, origan, lemon grass, genièvre, citron, pamplemousse, romarin, ravensara…

4 Nourrir

Il est important de bien hydrater votre épiderme afin d'accompagner l'amincissement. Choisissez de préférence des huiles vierges de première pression à froid, riches en acides gras insaturés et en antioxydants. Vous pourrez les trouver au rayon bio de votre magasin diététique, sous la forme de petits flacons. Elles peuvent également servir à confectionner des huiles de massage maison, en association avec les huiles essentielles.

Quelles huiles choisir ?

- L'huile de rose musquée est réputée pour son action sur la cicatrisation et la prévention des vergetures.
- L'huile de germe de blé présente des propriétés similaires.
- Les huiles d'avocat et d'amande douce sont également recommandées.

4 recettes d'huile de massage maison

1. Contre les vergetures

Il vous faut :

– 50 g de prêle, huile de rose musquée

• Faites bouillir la prêle dans l'eau, puis filtrez. Mélangez dans un flacon 50 % d'huile de rose musquée et 50 % de votre préparation à base de prêle.

2. Pour raffermir les tissus

Il vous faut :

– 180 ml d'huile de macadamia, 10 ml d'huile de germes de blé, 40 gouttes d'huile essentielle de criste marine, 30 gouttes d'huile essentielle de cèdre de l'Himalaya, 30 gouttes d'huile essentielle de pamplemousse, 10 gouttes d'huile essentielle de géranium

• Placez d'abord les huiles dans le flacon, puis ajoutez en goutte à goutte les huiles essentielles.

3. Pour relancer la circulation

Il vous faut :

– un flacon pouvant contenir environ 150 ml de liquide, un mixeur à soupe, 110 ml de gel d'aloe vera, 20 ml d'huile de rose musquée ou de cire de jojoba, 15 ml de marronnier d'Inde (au rayon gemmothérapie, ce sont les bourgeons qui sont utilisés), 30 gouttes d'huile essentielle de menthe verte, 25 gouttes d'huile essentielle de genévrier

• Placez tous les ingrédients dans le bol du mixeur et mixez le tout pour que les huiles essentielles s'intègrent bien au gel d'aloe vera. Les extraits de menthe verte et de genévrier vont vous apporter une grande sensation de fraîcheur sur les jambes. Ce gel non gras est à utiliser tout particulièrement l'été dès les premières impressions de lourdeur, pour relancer la circulation. Veillez à masser depuis les chevilles jusqu'aux cuisses, et non l'inverse.

4. Pour stimuler et drainer

Il vous faut :

– un flacon pouvant contenir 100 ml, 50 ml d'huile de sésame, 20 ml de macérât de bouleau blanc, 10 gouttes d'huile essentielle de pamplemousse, 15 gouttes d'huile essentielle de bouleau merisier, 15 gouttes d'huile essentielle de sauge sclarée, 20 gouttes d'huile essentielle de géranium

• Placez d'abord les huiles dans le flacon, puis ajoutez les gouttes d'huile essentielle et agitez. Les extraits de bouleau présentent des vertus amincissantes et raffermissantes. Les huiles essentielles de sauge et de géranium ont des propriétés astringentes et permettent notamment de lutter contre la rétention d'eau.

8 solutions
pour un ventre moins gonflé

Recette
Tisane antiballonnements

Il vous faut :
– 20 g de graines de fenouil et d'anis vert
– 20 g de coriandre
– 20 g de cumin

Le fenouil et l'anis vert contribuent à apaiser les spasmes intestinaux, tandis que la coriandre et le cumin favorisent l'élimination de ceux-ci.
1. Faites bouillir une cuillerée à soupe du mélange proposé pendant 5 minutes.
2. Filtrez la tisane et conservez-la dans une Thermos.
3. Buvez une tasse après chaque repas.

Les ballonnements peuvent avoir différentes origines. Pour les trouver, il est important de modifier peu à peu votre façon de vous alimenter en étant à l'écoute de votre corps. En effet, ce qui est vrai pour l'un ne le sera pas pour l'autre : par exemple, certains ne digéreront pas les fruits en fin de repas, pour d'autres ils passeront comme une lettre à la poste. Voici les pistes à suivre pour mener une petite enquête sur vous-même...

1 Mangez lentement

Le fait de manger trop vite et de ne pas mâcher les aliments provoque dans l'estomac une digestion difficile. Le transit s'opère difficilement, la sensation de gonflement est immédiate. Le premier bon réflexe à avoir est donc de ralentir, quoi que vous mangiez.

2 Diminuez les quantités

Si vous prenez votre repas en moins de 20 minutes et que vous avez très faim, vous allez engloutir des quantités bien plus importantes. En prenant votre temps pour savourer les aliments, vous allez spontanément diminuer les rations. Lorsque les volumes sont supérieurs à ce que votre estomac peut assimiler, la digestion se fait mal et une sensation de ballonnement peut survenir.

3 Ne grignotez pas

Votre système digestif a besoin de faire des pauses. Il passe par des phases de digestion, puis il se met au repos et il attend le repas suivant en vous envoyant des signaux de faim. En grignotant, vous fatiguez votre organisme et vous faussez son rythme naturel. Prenez de vrais repas, un vrai goûter, mais ne grignotez pas. Une mauvaise digestion peut résulter, à l'origine, non pas de votre repas, mais des grignotages qui ont précédé celui-ci.

4 Introduisez les fibres en douceur

Si vous n'aviez pas l'habitude de consommer des légumes ou des céréales complètes à chaque repas, allez-y doucement au départ : votre intestin doit s'habituer petit à petit. Pour éviter les ballonnements, introduisez les fibres des légumes en douceur, en comptant vos apports : une cuillerée à café pendant quelques jours, puis deux, jusqu'à obtenir la dose qui vous correspond.

5 Respectez les choix de votre organisme

Vous avez testé une recette de lentilles pourtant très « saine » et vous ne l'avez absolument pas digérée ? Vous avez des brûlures d'estomac lorsque vous mangez de l'oignon cru ? Ce n'est pas parce qu'un aliment est « bon pour la santé » qu'il sera forcément bon pour vous. Soyez modérée dans vos choix. Préférez quelques petits morceaux d'oignons émincés pour donner du goût, plutôt qu'une grande salade de poivrons et oignons croquants.

6 Cherchez le coupable

Si malgré tous vos efforts vous êtes toujours ballonnée, notez précisément le contenu de vos menus et décidez, pour une durée d'une semaine environ, d'enlever totalement un aliment : produits laitiers et protéines de vache, gluten... Vous avez trouvé ? Réintégrez ensuite l'aliment incriminé mais en moindre quantité, afin de tester si votre intestin est capable de le digérer à petite dose ou s'il faut le supprimer totalement.

7 Invitez certaines épices à votre table

Certaines épices peuvent contribuer à améliorer votre digestion. Elles chouchoutent votre flore intestinale et permettent d'éviter les ballonnements. Invitez à votre table la cardamome, la coriandre, le cumin, le basilic et l'anis.

8 En déplacement, ayez recours aux gélules

Si votre repas a été particulièrement déséquilibré, emportez avec vous quelques gélules de charbon végétal. Celui-ci a la propriété d'éviter gaz et ballonnements.

11 façons de brûler des calories sans faire de sport

Allégez vos apports caloriques sans modifier vos habitudes !

Par exemple, si vous prenez systématiquement 1 verre de soda tous les jours, supprimez-le : ce sont 7 morceaux de sucre que vous ne consommerez plus, soit 140 calories par jour. Sachant qu'une femme en activité brûle environ 2 000 calories, ces 140 calories économisées représentent sur 15 jours l'équivalent d'une journée entière de jeûne. Et sur un mois, ce sont 4 000 calories qui s'envolent avec seulement 1 verre de soda en moins !
En matière de kilos superflus, ce sont souvent les petites eaux qui font les grandes rivières.

Vous détestez le sport, mais vous avez parfaitement conscience que si vous modifiez votre alimentation tout en restant sédentaire, vous aurez du mal à conserver la ligne sur le long terme. Il n'est pas forcément nécessaire d'être une grande sportive pour se dépenser : vos journées sont suffisamment remplies, et en modifiant un peu vos habitudes, il est possible de redevenir active et brûler les calories superflues.

1 Sortez, allez faire vos courses

En une heure, vous aurez brûlé environ 300 calories.

2 Faites le ménage

Si vous passez par exemple l'aspirateur, en une demi-heure, vous allez brûler 100 calories.

3 Bricolez

Lorsque l'on bricole, on est actif. Le bricolage est une activité qui peut être carrément physique. Vissez, percez, clouez, vous brûlerez 100 calories par demi-heure.

4 Jardinez

Si vous possédez un jardin, profitez du moindre rayon de soleil pour pratiquer une activité en plein air. Le sécateur, les feuilles à ramasser, le tuyau d'arrosage à dérouler... en une heure, vous aurez brûlé 400 calories.

5 Empruntez les escaliers

Si vous n'avez avec vous aucune charge lourde à porter, il n'y a aucune raison pour que vous preniez l'ascenseur. Montez, descendez, dévalez... En seulement 15 minutes par jour, vous brûlerez 150 calories. Cette activité est également excellente pour le galbe de vos cuisses. Ne vous privez pas !

6 Étirez-vous pendant 5 mn

Au lieu de vous précipiter sur votre jean au saut du lit, prenez quelques minutes pour vous étirer et remettre votre corps en mouvement. Si vous en prenez l'habitude, vous brûlerez 40 calories en 5 minutes tous les matins.

7 Marchez

Limitez vos parcours en voiture, bus, métro : marchez sur une partie agréable du parcours et montez dans les transports à la station suivante. En seulement 10 minutes, vous aurez brûlé 50 calories.

8 Redécouvrez le plaisir de la balade

Il n'est pas nécessaire de pratiquer la randonnée pour être active et profiter du plein air. Il fait beau ? Éteignez l'ordinateur, la télé et sortez vous balader en famille. En 20 minutes, vous brûlerez 200 calories.

9 Ressortez votre vélo

Le vélo, c'est facile à garer, ça passe partout. Avec un panier à l'avant et des sacoches, on peut faire les courses pour toute la famille sans avoir à porter de sacs plastique qui scient les doigts. Une heure de vélo, ce sont 500 calories qui s'envolent. Alors on profite des beaux jours pour pédaler un quart d'heure de-ci de-là.

10 Nagez en été

La natation est extrêmement caloriphage. Si vous partez à la mer et que vous nagez 10 minutes à chaque baignade, vous aurez facilement brûlé 400 calories en une heure à la fin de la journée.

11 Baissez la température d'un degré

Dans une atmosphère surchauffée, le métabolisme de base de notre organisme se met au repos et il consomme nettement moins de calories. Si la température de la pièce est plus fraîche, c'est le contraire : notre corps va tout faire pour se réchauffer, et par conséquent brûler des calories.

5 bonnes raisons de respirer

La respiration par le ventre

C'est une façon de respirer employée par les acteurs de théâtre pour vaincre leur stress.

Combien de fois vous êtes-vous affalée sur le canapé en répétant : « Je n'ai jamais le temps de souffler » ? Tous les soirs ? Et si vous décidiez justement de prendre l'expression au pied de la lettre et de souffler ? Quelques minutes peuvent suffire à apaiser les tensions de la journée, celles qui nous poussent à ouvrir la porte du réfrigérateur...

1 Je gagne un ventre plat

Les exercices de respiration « par le ventre » font travailler tout en douceur la ceinture abdominale. Si vous n'êtes pas sportive, ou si vous manquez de temps, pensez à la pratiquer dès que vous le pouvez, dans l'autobus, au volant de votre voiture... Cette méthode est discrète et elle permet de lutter efficacement contre les problèmes de ballonnements, relâchements abdominaux...

2 Je digère mieux

Une demi-heure après le repas, prenez 5 minutes pour réaliser une dizaine de respirations abdominales. Les viscères sont massés et votre digestion allégée.

3 Mes exercices de gym sont plus efficaces

Si vous pratiquez vos exercices en vous crispant et en oubliant de respirer, ils seront beaucoup plus difficiles et vous vous lasserez beaucoup plus vite. En matière de sport, la règle de respiration est simple : inspirez avant l'effort et soufflez pendant que vous réalisez l'exercice. Par exemple, si vous levez une jambe, inspirez lorsqu'elle est en bas, expirez lorsqu'elle-ci est en l'air.

4 Je suis moins stressée

Lorsque l'on est stressé, le corps réagit mécaniquement en bloquant la respiration, ou encore en soupirant. Pensez à faire des pauses au cours de votre journée et à respirer de façon à expulser le stress qui vous envahit. L'expiration doit alors être plus longue que l'inspiration.

5 Je développe mon sens olfactif

Une étude qui porte bien son nom, intitulée *"smell and test"*, a montré que lorsque l'on prend le temps de sentir le parfum des aliments auxquels on est sur le point de goûter, notre cerveau commence déjà à envoyer à notre corps des signaux de satiété. Alors respirez, regardez et savourez.

5 exercices de respiration minceur

1. La respiration par le ventre

Elle permet de vous muscler en douceur et en profondeur et de faciliter la digestion. Pour la ressentir et l'appréhender petit à petit, allongez-vous sur un sol ferme et posez vos mains à plat sur votre ventre. Puis commencez à respirer en tâchant de gonfler d'abord le ventre et ensuite la cage thoracique. Nous avons tendance à faire spontanément exactement le contraire, il vous faudra donc un peu d'entraînement pour y parvenir, ce qui est normal. Ne vous découragez pas et reprenez votre exercice quotidiennement. Vous pourrez ensuite le pratiquer partout et surtout debout dès que vous aurez ressenti son principe. À l'expiration, dégonflez d'abord le ventre, puis les poumons.

2. L'expiration

Spontanément, on a le réflexe d'inspirer profondément, mais on oublie d'expirer correctement. Il est pourtant très important de chasser entièrement les toxines de l'air utilisé. Prenez quelques minutes pour effectuer une dizaine de respirations en comptant jusqu'à 5 en inspirant, et jusqu'à 10 au minimum en expirant.

3. Le chant

Vous avez un peu de mal à enchaîner les exercices d'expiration ? Chantez ! Vous allez forcément devoir travailler votre expiration. Dans votre voiture, montez le son de l'autoradio et faites-vous un karaoké perso ! Vous sentirez vos poumons et votre ventre se mettre en action.

4. Faites le chien mouillé

Pour évacuer votre stress, placez-vous debout, jambes légèrement écartées, épaules et tête relâchées. Puis soufflez en utilisant votre voix et en ouvrant la bouche. Simultanément, secouez la tête et la bouche relâchée comme le ferait un bulldog qui sort de l'eau. L'exercice n'est pas très élégant, mais il permet de remettre les idées bien en place !

5. Dites « ômmm »

Assise en tailleur, les yeux fermés, imitez les moines tibétains qui prononcent des « ômmm » lorsqu'ils expirent. La vibration des cordes vocales associée à la respiration est extrêmement relaxante.

8 actions
antistress

Recette
Tisane relaxante

Il vous faut :
– 1 c. à café de passiflore
– 1 c. à café de pavot de Californie
– 1 c. à café de mélisse

Versez 250 ml d'eau bouillante sur ce mélange, conservez dans une Thermos et buvez entre les repas, lors de vos temps de pause.

Le stress peut être un facteur de prise de poids, indépendamment de toute prise alimentaire, par le biais hormonal, mais il peut également avoir une influence directe sur notre façon de nous nourrir. Certains auront l'appétit coupé, d'autres fonceront sur le réfrigérateur pour grignoter. Le fait de savoir gérer son stress tout au long d'un régime est un facteur de réussite qu'il ne faut pas négliger.

1 Identifiez vos sources de stress

Nos vies sont si stressantes que très souvent, nous ne sommes pas capables de mettre le doigt sur ce qui nous stresse. Si on nous pose la question, la réponse que nous serions tentées de donner pourrait ressembler à : « C'est un tout ! » Embouteillages, enfants difficiles, heures supplémentaires, factures imprévues... la liste est longue. Il est pourtant primordial de savoir identifier ses sources de stress. Tenez un journal de bord afin d'y inscrire les moments les plus difficiles de votre journée.

2 Osez formuler votre stress

Cette boule qui vous ronge de l'intérieur, vous avez bien du mal à l'extérioriser. La société est faite ainsi : nous avons le souffle coupé, les épaules trop chargées, la journée la plus bancale qui soit, mais nous sommes forcées de continuer à sourire. Difficile de pousser de grands cris pour se défouler dans l'open-space du bureau.

Pourtant, le simple fait de mettre des mots sur le stress qui nous ronge peut nous permettre de mieux le cerner et, parfois, d'obtenir une aide très utile de la part des autres. Tombons le masque...

3 Sachez reconnaître ce qui est urgent

Si nous démarrons notre journée avec une liste de choses à faire sans avoir fixé une seule priorité, le stress risque de nous envahir avant même que nous ayons ouvert notre agenda : aujourd'hui, comme hier et demain, tout est urgent. Pour définir par quoi vous allez commencer, posez-vous simplement la question : « Tout est urgent, mais qu'est-ce qui est important pour moi ? » En triant vos priorités en ces termes, vous éviterez de traiter l'urgence des autres avant la vôtre. Commencez par ce qui est urgent et important pour vous. Donnez du temps au temps, apprenez à hiérarchiser les choses.

4 Organisez-vous

S'organiser, c'est avant tout être réaliste face à l'horloge : si vous avez un rendez-vous d'une heure, prévoyez un temps suffisamment large pour vous y rendre, quitte à emporter du travail sur place, et un temps de retour incluant par avance les embouteillages. Pensez votre journée comme un verre rempli d'eau : si celui-ci est plein à ras bord d'activités, les imprévus (qui surviennent chaque jour) ne pourront pas s'intercaler, et vous serez stressée.

5 Appuyez sur la touche pause

N'oubliez pas la pause ! Elle doit être incluse dans votre régime, mais elle est aussi très importante pour le bien-être de vos nerfs. Quoi qu'il arrive, et à heure fixe, dites « stop » ! Ouvrez la fenêtre, respirez, prenez votre collation ou votre repas, relativisez. N'oubliez jamais que le fait de s'asseoir pour manger n'est pas du temps perdu.

6 Déléguez

La journée est trop pleine ? Avez-vous pensé à déléguer ou êtes-vous de celles qui préfèrent « tout faire elles-mêmes » parce que, si on fait appel aux autres, le résultat ne sera pas parfait ?
Sans doute du second cas, mais si vous ne laissez pas aux autres la possibilité d'apprendre, vous continuerez à pester contre votre journée trop pleine. Laissez les enfants étendre le linge, même s'il est un peu froissé, votre conjoint vider le lave-vaisselle, même si la pile d'assiettes est un peu bancale...

7 Massez

En réflexologie, il existe sous la plante de notre pied un « chemin de la mémoire ». Ce chemin, s'il est massé, permet de nous aider à chasser de notre esprit nos idées négatives, celles qui nous stressent et pour lesquelles nous ne parvenons pas à trouver de réponse satisfaisante. Sur le bord interne du pied, de la base du talon jusqu'au gros orteil, effectuez un massage ferme à l'aide de votre pouce en appuyant sur des points imaginaires tous les centimètres. Commencez par le pied gauche.

8 Expirez

Lorsque tout va mal, on « soupire », mais on ne pense pas à expirer. Pourtant, le fait d'expulser l'air de ses poumons permet d'éliminer les idées confuses et stressantes qui se sont accumulées. Inspirez sur 5 secondes, puis videz vos poumons au minimum pendant 10 secondes. Répétez sur plusieurs inspirations.

5 pistes
à suivre pour booster mon moral

Myriam,
39 ans

“Lorsque tout va mal, je ne me laisse pas « abattre » : je lève le nez, je me redresse ; cela m'aide à retrouver le moral. Je choisis avec soin les vêtements que je vais porter. Le fait de me sentir bien dans une jolie jupe, avec un décolleté élégant, m'aide à retrouver peu à peu le moral au cours de la journée.”

Si vous souffrez de coups de blues passagers qui ont tendance à vous pousser à grignoter, puis peu à peu à lâcher votre régime, apprenez à vous écouter et à vous chouchouter comme vous le feriez avec un ami qui vous dit qu'il ne va pas bien.

1 Identifiez les causes de votre baisse de moral

Elles peuvent être multiples et répétitives. Votre conjoint est en retard chaque soir à l'heure du dîner, ça vous agace, puis peu à peu ça vous déprime, surtout si la journée n'a pas été très rose : enfants difficiles, big boss de mauvaise humeur... Préparez-vous une bonne tisane, ouvrez votre carnet de bord et tracez un trait au milieu de la page. Sur la colonne de droite, établissez une liste de toutes vos sources de baisse de moral. De l'aiguille de la balance qui refuse de pencher à gauche au job que vous ne trouvez pas, le choix est large. Notez tout, même les petits agacements du quotidien. Puis, sur la colonne de gauche, tentez de noter la toute première action que vous pourriez réaliser pour que la situation s'arrange. Trouver un prof de maths pour gérer les difficultés du petit dernier, proposer une sortie en amoureux par semaine à votre cher et tendre pour rompre l'ennui du quotidien qui s'installe, rentrer de vacances un jour plus tôt pour faire du rangement et éviter les embouteillages...

2 Évadez-vous

Rien ne va plus ? Au lieu de vider le réfrigérateur, trouvez l'activité qui vous vide la tête : pour certaines, ce sera l'aquarelle ou le jardinage, pour d'autres un jeu vidéo, l'animation d'un blog ou un quart d'heure de yoga. Autorisez-vous ce petit plaisir même s'il semble ridicule ou un peu désuet. Vous aimez les romans ou les films un peu niais ? Quel est le mal, si c'est un moyen de vous évader.

3 Exprimez-vous

Si vos amis disent de vous que vous avez toujours le sourire, s'ils sont les premiers à vous appeler « quand ça ne va pas », osez faire de même lorsque vous avez le moral dans les chaussettes. Le fait de raconter ce qui vous déprime est un bon moyen de relativiser et de commencer à expulser vos idées noires. Lorsque l'on « tourne en rond dans sa tête », on a tendance à oublier les points positifs d'une situation qui n'est pas rose. Vos amis sont là pour y réfléchir avec vous. Vous pouvez également en discuter de façon plus anonyme sur Internet en surfant sur des forums qui vous parlent et qui vous correspondent.

4 Considérez le verre à moitié plein

Chaque journée est composée de moments difficiles et d'instants agréables.
Et si, au lieu de vous remémorer les plus durs ou les plus agaçants, vous tentiez de visualiser ceux qui vous ont fait plaisir ? Si votre coup de blues intervient le matin, avant de mettre un pied hors du lit, pensez avant tout aux heures agréables qui composeront votre journée. Elles formeront des repères lumineux et gais entre les périodes plus sombres.

5 Souriez !

Une expérience intéressante a été réalisée par des chercheurs : on a proposé à deux groupes de spectateurs de visionner pendant un quart d'heure un film comique. Le premier groupe devait tenir un crayon avec les lèvres en formant avec celle-ci une expression de tristesse, le second tenait le stylo avec les dents de façon à forcer le sourire. Ceux qui tenaient le crayon de cette façon ont beaucoup ri, et les autres pas…

3 huiles essentielles antidéprime

1. L'huile essentielle de mandarinier

En cas de baisse de moral, elle offre une action légèrement euphorisante. Utilisez-la en diffusion atmosphérique, mélangée avec de l'huile essentielle de camomille romaine.

2. L'huile essentielle de menthe poivrée et de lavande fine

Il existe des mélanges prêts à l'emploi à diffuser. La menthe poivrée permet d'éviter de « broyer du noir ».

3. L'huile essentielle de sauge sclarée

Demandez à votre pharmacien de vous préparer un mélange composé d'huile essentielle de lemon grass, de lavande fine et de sauge sclarée. Cette dernière a une action déstressante et peut vous procurer un sommeil réparateur.

5 bonnes raisons de dormir

Solange, 47 ans

« Pour créer une atmosphère feng shui dans ma chambre, j'ai privilégié une déco aux couleurs douces : rose poudré, pêche, beige, abricot, sable. Je n'ai pas lésiné sur l'épaisseur des rideaux, ils ne doivent pas laisser passer la lumière du jour. »

Les centres hospitaliers dédiés au sommeil considèrent que l'idéal serait de se coucher avant minuit et de dormir au minimum 6 h 30. Il ne faut pas non plus passer au statut de gros dormeur végétatif qui lui aussi va prendre du poids. Toujours la notion de juste milieu. Les petits dormeurs sont généralement d'un poids supérieur à la normale. Voici ce que provoque le manque de sommeil.

1 Il donne envie de manger

La fatigue pousse à grignoter car on peut avoir l'illusion qu'en consommant des produits sucrés, on donnera un coup de booster à notre organisme qui est au bout du rouleau. Sur le moment, cela peut être vrai, mais il s'ensuit un coup de pompe supplémentaire après l'assimilation des sucres rapides. Alors, pour retrouver la forme, on reprend une sucrerie, et ainsi de suite. Un cercle vicieux s'installe, qui consiste à tromper ou repousser la fatigue par les grignotages. Ce leurre nous apporte avant tout des calories et des kilos superflus. Les personnes qui dorment après minuit peuvent avoir une envie pressante de grignoter vers cette heure-là afin de tenir le coup. Or cette prise alimentaire va se répercuter sur le poids.

2 Il provoque des baisses de moral

Lorsque l'on a mal dormi, on est beaucoup plus vulnérable face au stress de la journée. Les événements que nous aurions pu accueillir avec bonne humeur si l'on avait été reposée peuvent prendre une dimension démesurée lorsque l'on est fatiguée. Alors, pour se réconforter, on ouvre la porte du réfrigérateur.

3 Il bouscule le métabolisme

Le fait de ne pas dormir suffisamment perturbe l'ensemble du système hormonal de notre organisme et réduit notamment le taux d'hormone de croissance. Notre corps se met alors à en produire moins, le renouvellement musculaire et cellulaire est affaibli, mais la masse grasse, elle, augmente. Les tissus adipeux s'étendent, au détriment des muscles.

4 Il ralentit la perte de poids

Selon une étude américaine, les personnes qui manquent de sommeil perdent moins facilement du poids au cours d'un régime par rapport à celles qui font une nuit complète. L'étude montre en effet que les premières vont perdre de la masse musculaire, mais très peu de graisses. Le régime est ralenti et l'appétit est aiguisé par le manque de sommeil.

5 Il favorise l'apparition du diabète de type 2

Le sommeil permet de moduler le métabolisme du glucose. Un manque régulier de sommeil favorise diabète et obésité. Des études ont montré que lorsque l'on ne dort pas assez, le métabolisme s'opère avec plus de difficulté et le taux de leptine (qui est une hormone notamment anorexigène) est diminué. La sensation de faim est augmentée.

6 astuces pour mieux dormir

1. Dînez léger

Nos habitudes modernes nous poussent à faire le contraire : on fait généralement l'impasse sur le petit déjeuner par manque de temps, on déjeune sur le pouce et on rentre chez soi très affamé. Petit déjeuner d'empereur, déjeuner de riche, dîner de pauvre !

2. Privilégiez les tisanes apaisantes

Après le dîner, une tisane bien chaude peut être réconfortante. Les plantes qui induisent le sommeil sont la passiflore, la valériane, le pavot de Californie, le tilleul à petites feuilles et l'aubépine.

3. Éteignez votre téléviseur

La télévision en face du lit est à proscrire si vous avez des problèmes d'endormissement : d'une part, on a tendance à rester longtemps à regarder les images défiler, ce qui stimule notre cerveau et ne permet pas la prise en compte des signaux de fatigue envoyés par notre organisme ; d'autre part, certaines émissions (films à suspens, informations) peuvent avoir un caractère bien plus anxiogène qu'un livre.

4. Dormez dans une chambre fraîche

Coupez le chauffage, offrez-vous le luxe d'une couette épaisse et bien chaude. Si vous le pouvez, ouvrez la fenêtre. Plus l'air de la pièce sera régénéré, meilleur sera votre sommeil.

5. Coupez les appareils électriques

Les télévisions en veille, les points lumineux et clignotants gênent notre endormissement. D'autre part, les ondes électriques provoquées par ces appareils ne sont pas idéales dans une chambre. Investissez dans une multiprises munie d'un interrupteur, vous pourrez ainsi couper tous les appareils en un seul geste.

10 heures clés pour mon biorythme

> ### *Astuce*
> *La sieste express au bureau*
>
> *Si vous disposez d'un espace de repos, rien ne vous empêche, sur votre temps de pause, de fermer les yeux quelques minutes pour vous ressourcer. Si vous ne disposez que d'un open-space, prévenez vos collègues et posez votre tête sur vos bras. Tenez dans les mains un stylo. Vous vous réveillerez spontanément dès que le stylo tombera sur le sol, au bout de 2 à 3 minutes environ.*

À l'image de la vie qui est faite de cycles, à l'image des saisons, notre organisme suit un cycle de digestion assez précis au cours d'une journée. Le fait de grignoter ou de ne pas respecter les temps de repos de la digestion peut perturber notre système digestif et freiner notre amincissement. Voici les heures clés qu'il faut connaître pour respecter son biorythme. Il s'agit bien entendu de « fourchettes horaires », et en aucun cas d'heures piles !

1 7 heures

L'estomac se met à fonctionner à plein régime. Jusqu'à 9 heures, c'est le bon moment pour prendre son petit déjeuner. Si vous avez dîné léger, vous allez sentir que la fin est grande. Prenez le temps d'un vrai repas. Si vous habitez trop loin de votre lieu de travail et que vous devez faire vite, emportez au bureau de quoi vous sustenter : tartines de pain suédois (Wasa®), fruits secs, yaourts.

2 10 heures

Vous êtes parfaitement réveillée, c'est le bon moment pour vous mettre sérieusement au travail.

3 11 heures

Faites le plein de vitamines et d'oligo-éléments. En médecine chinoise, on affirme qu'à cette heure, notre organisme a une capacité d'assimilation excellente.

4 12 heures

Vous avez faim, ne tardez pas. Le déjeuner doit être suffisamment copieux, et surtout plus important que le dîner.

5 13 heures

De 13 heures à 17 heures environ, l'intestin grêle se met sérieusement au travail tandis que votre estomac poursuit la digestion du repas de midi. La somnolence post-prandiale est tout à fait naturelle et, dans la mesure où le repas n'a pas été trop lourd, elle ne devrait pas être trop longue. Prenez le temps de vous reposer, en fermant les yeux ne serait-ce que quelques minutes. Si le repas a été indigeste, c'est à ce moment-là, très généralement, que les ballonnements interviennent.

6 15 heures

En attendant la collation de 16 heures, il est temps de relancer sa concentration. Veillez à ne pas grignoter.

7 17 heures

La circulation du sang « tourne à plein régime ». Notre capacité de concentration est optimale. On sentira la fatigue peser sur nos épaules un peu plus tard.

8 18 heures

Un petit creux ? C'est normal ! Votre estomac vous rappelle qu'il va bientôt être temps de prendre le dernier repas de la journée. Ne tardez pas !

9 21 heures

L'organisme se met peu à peu au repos. Il est recommandé de dîner avant 21 heures d'un repas léger afin d'optimiser la digestion et le sommeil.

10 5 heures

Le gros intestin se met à fonctionner, le corps se réveille peu à peu. Au lever, pensez à boire doucement une tisane ou un verre d'eau chaude citronnée si vous avez des problèmes de transit.

L'emploi du temps idéal de mes repas

- **7 h à 7 h 30 :** Petit déjeuner copieux
- **12 h 30 à 13 h :** Déjeuner complet
- **13 h 30 :** Un quart d'heure de sieste ou une petite marche
- **16 h 30 à 17 h :** Pause et collation
- **19 h 30 à 20 h :** Dîner léger

5 règles d'or
pour conserver une jolie peau

Recette

Cheveux ternes, ongles cassants

• Faites une cure d'huile de bourrache : elle renferme 18 à 25 % d'oméga-3 et environ 35 % d'oméga-6. Raffermissante, fortifiante, nourrissante, l'huile de bourrache contribue à la beauté de la peau ainsi qu'à la santé des cheveux et des ongles. L'huile de bourrache existe en gélules.

• Si vos cheveux sont ternes et cassants, réalisez une fois par semaine un massage du cuir chevelu avec un mélange composé de 25 ml d'huile végétale (50 % d'huile d'amande douce, 50 % d'huile de bourrache) et 15 gouttes d'huile essentielle d'ylang-ylang. Enveloppez vos cheveux à l'aide d'une serviette chaude et laissez agir pendant 30 minutes. Rincez, puis effectuez un shampooing.

Poids en yo-yo, restrictions alimentaires puis grignotages sucrés... Votre peau a horreur des à-coups, quels qu'ils soient. Afin qu'elle respire la santé, il est extrêmement important de la chouchouter tout au long de votre régime.

1 J'évite les régimes express

Les régimes turbo sont extrêmement néfastes pour votre peau. En effet, si vous perdez du poids trop rapidement, l'élasticité de votre épiderme n'a pas le temps de réagir et vous risquez de vous retrouver avec un surplus de peau très disgracieux. D'autre part, tout régime trop restrictif est nocif à votre équilibre. Vous allez avoir le teint terne, les cheveux et les ongles cassants. Alors allez-y doucement et raisonnablement. Dites-vous que ces kilos superflus ne sont pas apparus en un jour. Donnez donc le temps à votre organisme de s'habituer peu à peu à une carrure plus légère. En dehors des cas de grande obésité, une perte de poids raisonnable devrait se situer aux alentours d'un kilo par semaine.

2 Je préviens les carences

Les carences éventuelles se lisent sur l'éclat de votre teint. Demandez à votre dermatologue d'effectuer un bilan sanguin en début de régime et au cours de celui-ci afin de prévenir d'éventuelles carences. Pour booster votre peau, n'oubliez pas de consommer régulièrement des huiles vierges, riches en oméga-3/6/9, qui agissent favorablement sur la sécheresse cutanée et contribuent à sa bonne élasticité. Vérifiez également que vous n'êtes pas carencée en vitamines du groupe B (et notamment la vitamine B3).

3 Je soigne mes muscles

Afin de prévenir l'apparition d'un surplus de peau disgracieux, il est important de remuscler harmonieusement son corps en pratiquant une activité physique régulière. Même si vous n'êtes pas très sportive, tentez, au moins pendant toute la durée du régime, de faire quelques exercices de musculation. L'idéal serait de réserver deux heures par semaine à la pratique de la marche, du vélo, de la course à pied ou de l'aquagym.

4 Je m'hydrate

Notre peau est constituée à 70 % d'eau. Il est donc crucial de l'hydrater au quotidien, et pas seulement avec des crèmes. Pensez à boire régulièrement en dehors des repas, au minimum un litre et demi. Si cela vous semble énorme, et un peu insipide, pensez aux tisanes, aux rooibos et aux thés parfumés sans sucre.
Le soir, appliquez généreusement quelques soins naturels hydratants : beurre de karité pour les peaux les plus sèches et huile de jojoba pour les peaux mixtes. Il s'agit en réalité d'une cire liquide, particulièrement bien tolérée par les épidermes gras, qui demandent aussi à être hydratés.

5 Je me fais masser

On hydrate, on fait du sport, et on se fait masser. Outre le fait que le massage est un plaisir, il est important dans le cadre d'un régime car il permet de redynamiser le derme tout en se faisant du bien.
La restriction alimentaire due au régime n'étant pas toujours très amusante, offrez-vous un petit moment rien qu'à vous.

Si vous manquez réellement de temps (ou d'argent !) pour vous faire masser, pensez à consacrer un moment pour chouchouter votre peau dans la salle de bains. Massez par petits pincements, ou simplement avec la paume de la main, avec un peu d'huile d'amande douce. L'huile de rose musquée est également relativement efficace dans le cadre de la prévention des vergetures.

6 astuces
pour affiner ma silhouette

Angélique,
38 ans

“Après deux grossesses, le corps n’est plus tout à fait le même… Mon astuce à moi ? Je porte des décolletés avec des imprimés colorés pour attirer l’attention sur le haut de mon corps et des bas aux couleurs plutôt sombres. Je choisis aussi de beaux colliers ou des boucles d’oreilles pour éclairer ma silhouette.”

À poids égal, il suffit que la coupe d’un vêtement soit plus ou moins ajustée pour que l’on paraisse 4 kg de plus. Quelques astuces permettent de mettre son corps en valeur avant même d’avoir achevé son régime !

1 J’oublie les pantalons clairs

Tous les mannequins le savent : les couleurs claires ont tendance à élargir la silhouette, tandis que le noir amincit. Sur les parties de mon corps les plus rondes, le préfère les couleurs sombres, notamment pour les pantalons. Si c’est mon buste qui est trop généreux, j’opte pour des couleurs foncées également, mais je rajoute un accessoire clair (foulard, col…) pour éclairer les contours du visage.

2 J’opte pour des hauts fluides

Les tissus raides rendent la silhouette rigide et figent les formes. Optez pour des hauts aux textures légères qui épouseront les formes de votre corps en les voilant juste ce qu’il faut.

3 J’évite les longueurs cache-tout

Ne vous cachez pas sous un grand pull informe. La longueur idéale est celle qui descend au milieu des fesses, pas plus. Si vous souhaitez porter du long, optez dans ce cas pour une robe et un legging.

4 Je montre mes chevilles

Si vous avez les chevilles fines, profitez-en. Ce détail affine la silhouette en un clin d'œil. Ne vous privez pas et misez sur le corsaire-ballerine dès les premiers rayons de soleil.

5 Je dégage mes épaules

Un décolleté fluide et des épaules dégagées offriront une touche de sensualité à votre silhouette. Mettez en valeur vos atouts !

6 Je choisis des chaussures fines

Des chaussures trop lourdes alourdissent le galbe de la jambe et font ressortir les mollets. Choisissez un petit talon confortable : quelques centimètres suffisent pour mettre en valeur le coup de pied, et dégagez la ligne de votre cheville.

4 façons d'adapter sa tenue à son physique

1. Vous avez les épaules larges et une poitrine généreuse
Mettez votre poitrine en valeur avec de larges décolletés et affinez l'ensemble de votre silhouette en optant pour des pantalons plutôt près du corps (slim) et de petits hauts taillés dans un tissu fluide afin de ne pas casser la ligne entre votre buste et votre taille.

2. Votre taille n'est pas marquée
Optez pour des hauts plutôt longs, mais pas trop amples. Ceux-ci vont avoir le mérite d'allonger votre silhouette. Pour le bas, préférez les pantalons de forme bootcut mais près du corps afin d'allonger la jambe. Un petit talon ainsi que des chaussures fines peuvent compléter à merveille votre tenue.

3. Vous avez une petite poitrine, mais des hanches et une taille généreuse
Montrez vos épaules ! Évitez les cols cheminée pour les cols roulés, qui vont accentuer le contraste entre les deux parties de votre corps. Misez sur les textures fluides et souples, un peu longues, mais pas trop, afin de couvrir légèrement les hanches sans raccourcir la jambe. Les jupes peuvent vous aller à merveille, n'hésitez pas à les porter en toute saison : l'hiver avec un legging long, l'été avec un legging court. Si vous les trouvez peu pratiques, optez pour un pantalon slim de couleur sombre et mettez en valeur vos chevilles.

4. Vous êtes menue en haut et pulpeuse en bas
Évitez les pulls serrés ou trop ajustés, qui vont accentuer le contraste entre les deux parties de votre corps. Les vestes légèrement épaulées devraient vous aller parfaitement. Complétez votre tenue avec un pantalon taillé dans un tissu assez fluide. Si vous préférez les robes, choisissez des formes qui marquent la taille et mettent les épaules en valeur.

8 façons
d'apprendre à m'aimer

Raphaëlle,
41 ans

“Certains hommes aiment les petits seins, d'autres les bouches pulpeuses... Il en faut pour tous les goûts. Personne ne peut plaire à tout le monde, à nous de cultiver simplement notre personnalité dans toute sa différence ! Ainsi, je suis certaine de plaire.”

Moins je m'aime, et plus je mange. À quoi bon mincir, puisque de toute façon je ne vaux même pas la peine d'être regardée ? Et si je réapprivoisais lentement mon image ?

1 J'apprends à me respecter

Lorsque je me regarde dans le miroir, il m'arrive de formuler dans ma tête des phrases du type : « Tu as vraiment une sale gueule » ou encore « La taille de mes cuisses ! On dirait un cochon engraissé. » Autant de petites phrases négatives que je n'oserais pas dire à une amie. Et si je devenais ma propre amie ? Si j'adoptais ce même regard bienveillant que j'ai à l'égard de mes proches ? Demain matin, je me parlerai en douceur : « Tu es un peu fatiguée ces jours-ci. Mais avec une bonne nuit de sommeil, il n'y paraîtra plus. » Les psychologues s'accordent à dire que les personnes qui ont des problèmes pondéraux ont la plupart du temps ce qu'ils appellent une « faille narcissique ». Il faut réapprendre à s'aimer, « parce que je le vaux bien ».

2 Je passe du temps avec moi-même

J'ai tendance à dépenser beaucoup d'énergie envers les autres : me faire accepter, fournir une image que j'estime correcte... Je préfère fuir les instants où je suis seule face à mon image. Pourtant, si je cherchais à m'apprivoiser, je pourrais considérer peu à peu mes qualités. C'est promis, cette semaine, je vais m'accorder un peu de temps pour me retrouver. Je m'offre une séance de massage, quelques heures chez le coiffeur.

3 J'accorde de l'importance à ce que je ressens

C'est décidé, je ne refoule plus mes sensations. Je pleure quand je suis triste, je ris aux éclats si j'en ai envie. Peu à peu, l'image du miroir s'efface pour laisser place à une personne plus spontanée. Je montre mon cœur et je me moque bien de mon maquillage qui a un peu coulé.

4 Je ne dévalorise pas mes qualités

Je fais la liste de mes qualités et je les conserve à la première page de mon agenda. J'ai tendance à banaliser mes expériences, ma façon de vivre, mes réussites. Elles sont pourtant bien réelles, et nombreuses, mais elles sont camouflées par le flot de reproches que j'autoformule chaque jour.

5 J'évite de me comparer

Elle est plus mince, plus grande, elle a de plus beaux cheveux, plus de poitrine... Je trouverai toujours quelqu'un qui aura quelque chose de plus que moi, car je ne suis pas parfaite, mais les autres non plus. J'apprends à exister sans tenir compte en permanence du physique des autres, de l'avis des autres.

6 Je me cherche un style

Je ne suis pas la mode à tout prix, je préfère trouver des vêtements qui me vont et cultiver une toute petite touche d'originalité. Un foulard, un style de chaussures, un accessoire dans les cheveux.

7 Je cultive la spontanéité

Tous les petits enfants paraissent beaux parce qu'ils se moquent bien de leur image. Ils sont simplement spontanés. J'essaie de retrouver un peu de cette ingénuité en vivant pleinement l'instant présent, sans me préoccuper forcément du vent qui me décoiffe, du paréo qui s'est dénoué alors que je courais sur la plage.

8 Je choisis de vivre, simplement

Les personnes âgées cultivent peu à peu une certaine humilité face à la vie, et on ne la comprend pas forcément lorsque l'on est jeune. Ils disent souvent : « Tant que l'on a la santé... » Je suis une personne normale, je n'ai pas de handicap, j'ai deux yeux, un nez, une bouche, et je vais bien. N'est-ce pas fabuleux ?

3 outils pour ma nouvelle image

• Le journal de bord
Chaque jour, j'écris ce que je ressens. C'est une façon de commencer à m'accorder de l'importance.

• La visualisation
Je choisis une photo de moi que j'aime, je l'encadre au-dessus de mon bureau et je la regarde souvent. Lorsque je ferme les yeux, je suis capable de me voir telle que je suis sur cette belle image de moi.

• Le miroir
chaque matin, une fois prête, je me regarde dans le miroir et je dis : « Je t'aime. »

40.6990.2/01
ISBN : 978-2-501-07374-5
Dépôt légal : septembre 2011

Achevé d'imprimer en juillet 2011 sur les presses de Dedalo en Espagne

Crédits photo : © Getty images / Jeffrey Hamilton - © Shutterstock